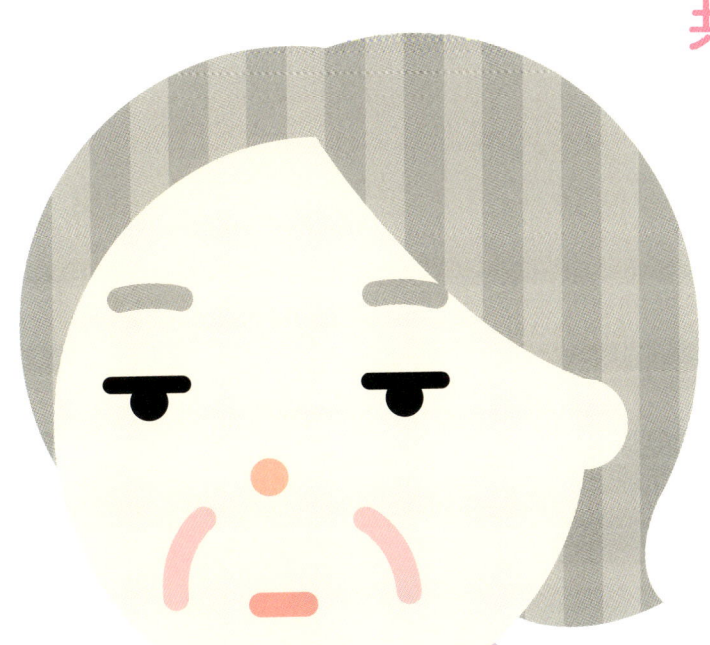

10代から知っておきたい

認知症の世界

[監修]
宮﨑雄生
（神経内科専門医・指導医
認知症専門医・指導医）

旬報社

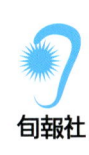

認知症の人は、
あなたの近くにも必ずいます

　みなさんの中には「2040年には高齢者の約7人に1人が認知症になる」という厚生労働省の予測を目にした人、耳にした人がきっといるでしょう。これは若いみなさんにも重要な予測です。高齢化が進む日本では、高齢者がかかりやすい病気の代表ともいえる「認知症」は避けて通れない問題だからです。

　この本で詳しく見ていくように、認知症はかかった本人やその家族を深く悩ませることの多い病気です。飲めばすぐに治るような特効薬は、今のところありません。認知症の人は、認知症になる前と同じ暮らしを続けるのにも工夫や周囲の協力が必要になります。認知症の症状に加え、今までと同じことができなくなった自分自身を情けなく思う気持ちも本人を苦しめることがあります。どんな病気でも、それが重いものであるほど、かかった本人はなにかしらの孤独を感じるものですが、認知症は特に強く孤独を呼び寄せる病気です。

　その認知症にかかり、心に孤独を抱えて生きる高齢者が、2040年には約7人に1人という割合にまでなるというのです。でも、それは2040年に突然始まる話ではありません。厚生労働省によると、この本が出版された段階（2024年）で、すでに高齢者の約8人に1人が認知症であると考えられています。つまり認知症に苦しむ人は、今この瞬間にも、みなさんの近くに必ずいるということです。

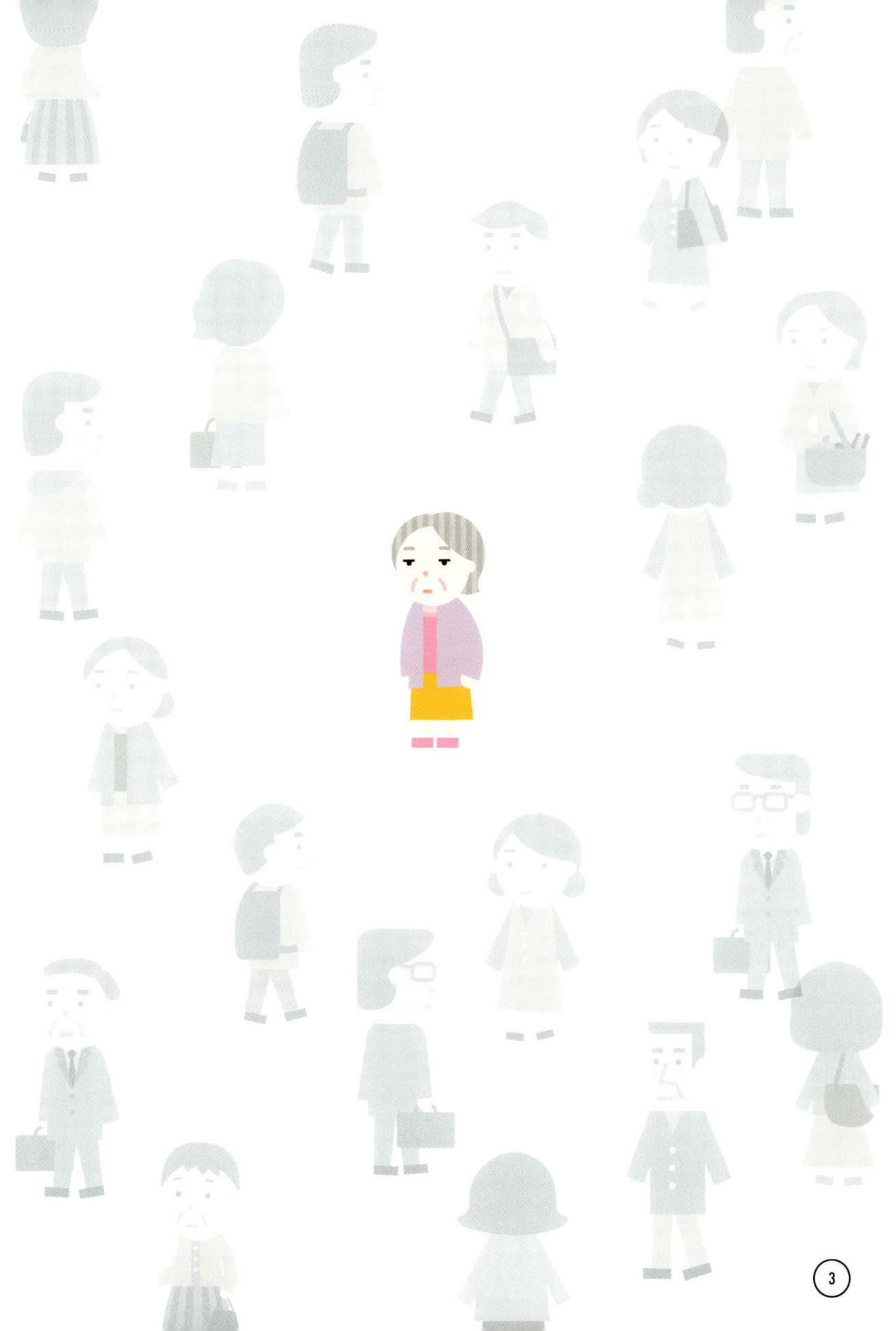

認知症のことを学び、
なにができるか考えましょう

　みなさんはまだとても若く、みなさん自身が認知症になる心配はほとんどありませんが、人は年を取ると認知症にかかる可能性が高まります。なぜそうなのかはこの本の最初に解説します。ある意味では自然な流れによって、人は認知症にかかります。それをよく覚えておいてください。

　認知症は昔、「呆け」などという人権の尊重に反する呼ばれ方をし、認知症にかかった人は差別的な扱いを受けることもありました。ところが今は認知症になる仕組みの解明が進み、認知症の人がとる言動が病気のせいであると、みんなが理解するようになりました。

　ただ、認知症の症状が日常生活や人間関係によくない影響を与えることもしばしばあるため、頭ではわかっていても、つい認知症の人にきびしい態度で接したくなることもあるでしょう。

　そういうときは心を落ち着けて、認知症の人の立場になって考えてみてください。そして、いちばん困っているのは認知症にかかった本人であるに違いないということを思い起こして、できるだけおだやかに手をさしのべられるようになってください。

　高齢者が7人か8人いれば、その中の1人は認知症にかかっているという時代に生きる一人の人間として、自分にできることはなにかを考えることが、若いみなさんにも求められています。そのためにも、認知症がどういう病気なのか、基本をしっかりと学びましょう。

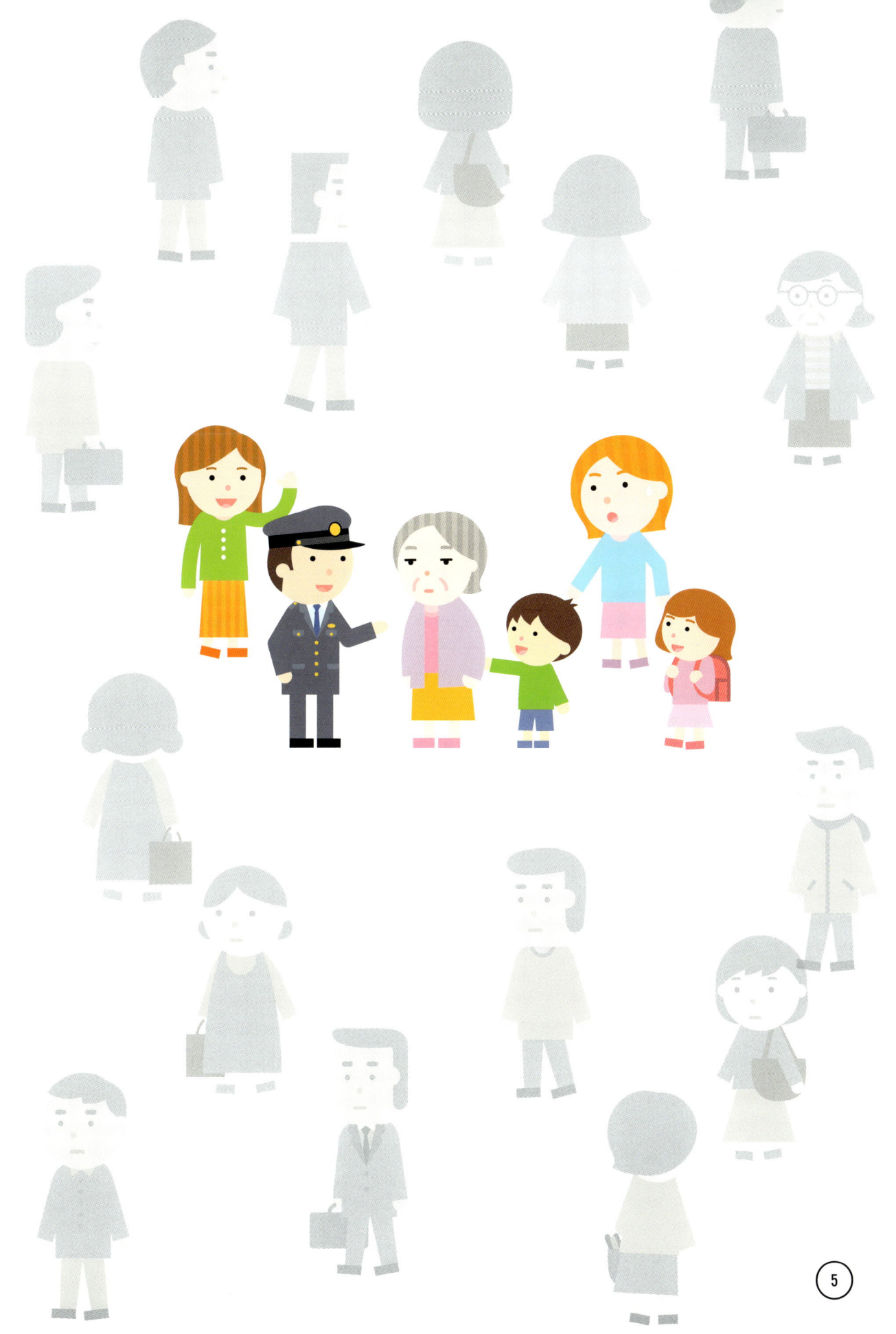

「認知症基本法」を知っていますか

共生社会の実現を推進するための認知症基本法

「第一章　総則」より

（基本理念）

第三条　認知症施策は、認知症の人が尊厳を保持しつつ希望を持って暮らすことができるよう、次に掲げる事項を基本理念として行われなければならない。

一　全ての認知症の人が、基本的人権を享有する個人として、自らの意思によって日常生活及び社会生活を営むことができるようにすること。

二　国民が、共生社会の実現を推進するために必要な認知症に関する正しい知識及び認知症の人に関する正しい理解を深めることができるようにすること。

三　認知症の人にとって日常生活又は社会生活を営む上で障壁となるものを除去することにより、全ての認知症の人が、社会の対等な構成員として、地域において安全にかつ安心して自立した日常生活を営むことができるようにするとともに、自己に直接関係する事項に関して意見を表明する機会及び社会のあらゆる分野における活動に参画する機会の確保を通じてその個性と能力を十分に発揮することができるようにすること。

認知症の研究が進み、認知症にかかった人に対する理解が深まった結果、「共生社会の実現を推進するための認知症基本法」という法律が2023年（令和5年）6月に成立して交付され、2024年（令和6年）1月1日に施行されました。一般的には「認知症基本法」と略して呼ばれるこの法律は、他国にはなかなか例を見ない急速な高齢化が進む日本で、今後増加する認知症患者と、認知症にかかっていない人たちが共生するための基本的な方針を定めたものです。共生とは、さまざまに異なる部分を持つ多くの人々がお互いに認め合い、尊敬し合って対等の関係を築き、みんなが幸せな人生を送ることです。上の「基本理念」で「認知症の人が尊厳を保ちつつ希望を持って暮らすことができる」と表現される社会が、今後

四　認知症の人の意向を十分に尊重しつつ、良質かつ適切な保健医療サービス及び福祉サービスが切れ目なく提供されること。

五　認知症の人に対する支援のみならず、その家族その他認知症の人と日常生活において密接な関係を有する者（以下「家族等」という。）に対する支援が適切に行われることにより、認知症の人及び家族等が地域において安心して日常生活を営むことができるようにすること。

六　認知症に関する専門的、学際的又は総合的な研究その他の共生社会の実現に資する研究等を推進するとともに、認知症及び軽度の認知機能の障害に係る予防、診断及び治療並びにリハビリテーション及び介護方法、認知症の人が尊厳を保持しつつ希望を持って暮らすための社会参加の在り方及び認知症の人が他の人々と支え合いながら共生することができる社会環境の整備その他の事項に関する科学的知見に基づく研究等の成果を広く国民が享受できる環境を整備すること。

七　教育、地域づくり、雇用、保健、医療、福祉その他の各関連分野における総合的な取組として行われること。

実現が望まれる共生社会です。

　これを実現するために必要なのが、医療サービスや、介護など福祉サービスのスムーズな提供と、認知症の人を地域社会で総合的にサポートする仕組みです。認知症基本法は、みんなの努力によってそれらを実現することをうたっています。本人や家族だけでは解決できないことがたくさんある認知症という孤独な病気を、認知症にかかった人をみんなで支えることで、孤独ではないものにしていこうということです。

　認知症基本法が施行された今は、みなさんが認知症を学び、考えていくための絶好の機会といえます。みなさんがつくる未来の社会をよりよいものにするためにも、このチャンスをぜひ活かしましょう。

10代から知っておきたい
認知症の世界

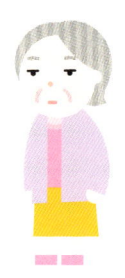

目次

認知症の人は、あなたの近くにも必ずいます …… 2

認知症のことを学び、なにができるか考えましょう …… 4

「認知症基本法」を知っていますか …… 6

1 認知症ってそもそもなに？

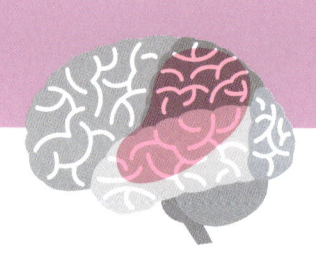

認知症ってどんな病気？

認知症は脳の状態が変化する病気です …… 14

認知症と心の病気は似ています …… 16

脳がどう変化すると認知症になるの？

主な認知症❶ 「アルツハイマー型認知症」では
脳の「海馬」から萎縮が始まります …… 18

主な認知症❷ 「レビー小体型認知症」では
大脳のあちこちで機能が低下します …… 20

主な認知症❸ 脳の血管に異常が発生すると
「血管性認知症」になる場合があります …… 22

主な認知症❹ 前頭葉と側頭葉にダメージを受けると
「前頭側頭葉変性症」を発症します …… 24

ほかにも認知症の症状が出る病気があり、いくつかは治すことができます …… 26

認知症になるとどういう症状が出るの?

脳の変化によって起こる「中核症状」として記憶障害や失語などが挙げられます …… 28

その人の性格や生活環境に応じて暴言や徘徊、妄想などの「周辺症状」が現れます …… 32

症状の分類や呼び方はほかにもいろいろあります …… 36

認知症はお年寄りの病気でしょ?

高齢者だけの病気ではありません。比較的若い人も認知症になります …… 38

認知症はどんな病院に行けばよいの?

「認知症かも?」と思ったら「かかりつけ医」か専門医のいる医療機関に相談を …… 40

病院ではどんな検査をするの?

頭部MRIや頭部CTなどの画像撮影、神経心理検査などを行います …… 42

認知症は治らないと聞くけど、本当?

認知症に効く薬があります。新薬の開発も進んでいます …… 44

さまざまな非薬物療法によって生活の質を維持できます …… 46

認知症は予防できるの?

生活習慣病の予防が認知症の予防にもなります …… 48

認知症になったら必ず施設に入るの?

仕事をしながら自宅で生活する人もたくさんいます …… 50

認知症の歴史とパーソン・センタード・ケア …… 52

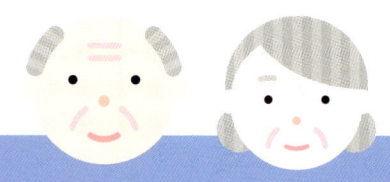

2 家族や身近な人が認知症になったら？

認知症の人はなにをどう感じているの？

認知症になった人は別の世界を見ているのかもしれません …… 58

認知症の人がなぜそうするのか、家族であればわかることもあります …… 60

身近な人が認知症になるとなにが起こるの？

初めて経験するようなことが起こります。
典型的な10のケースを見ていきましょう …… 62

ケース① 70代男性　アルツハイマー型認知症
記憶障害
同じ話をする・食事したことを忘れる・おこづかいを何度もくれる　など …… 64

ケース② 70代女性　アルツハイマー型認知症
徘徊
一人で家を出て歩き回る・子どもが誰かわからなくなる　など …… 68

ケース③ 70代男性　アルツハイマー型認知症
記憶障害（見当識障害）
大まかな位置や時間がわからなくなる・人前で突然大声を出す　など …… 72

ケース④ 60代女性　アルツハイマー型認知症
物盗られ妄想
大切な物を他人が盗んだと思い込む　など …… 76

ケース⑤ 40代男性　若年性アルツハイマー型認知症
全般性注意障害
仕事でミスを重ねるようになる・重要な予定を忘れる　など …… 80

ケース⑥　70代男性　アルツハイマー型認知症

視空間認知障害

車の運転が下手になる・絵をうまく描けなくなる　など …… 84

ケース⑦　60代女性　血管性認知症

遂行機能障害

ICカードのチャージや料理といった手順を踏む作業ができなくなる　など …… 86

ケース⑧　50代男性　前頭側頭葉変性症（意味性認知症）

失語

物の名前が出てこなくなる・正しい言葉を使えなくなる　など …… 92

ケース⑨　70代女性　大脳皮質基底変性症

失行

入浴の手順がわからなくなる・服をうまく着られなくなる　など …… 96

ケース⑩　80代女性　前頭側頭葉変性症（行動障害型前頭側頭型認知症）

社会的認知の障害

万引きや割り込みといった反社会的な行動をとる　など …… 100

認知症の人に声をかけるときの心がけは？

本人の気持ちを想像して、穏やかに。頭から否定するのはやめましょう …… 102

認知症は「家族がなんとかするもの」なの？

いいえ、家族だけではありません。地域全体で認知症の人を支えます …… 106

認知症かなと思ったらどこに相談すればよい？

かかりつけ医や地域包括支援センターなど頼れる相談先がたくさんあります …… 110

高齢者の交通事故についてみなさんに考えてもらいたいこと …… 112

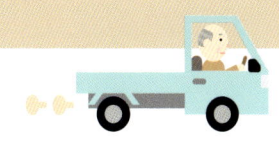

1

認知症

って
そもそも
なに？

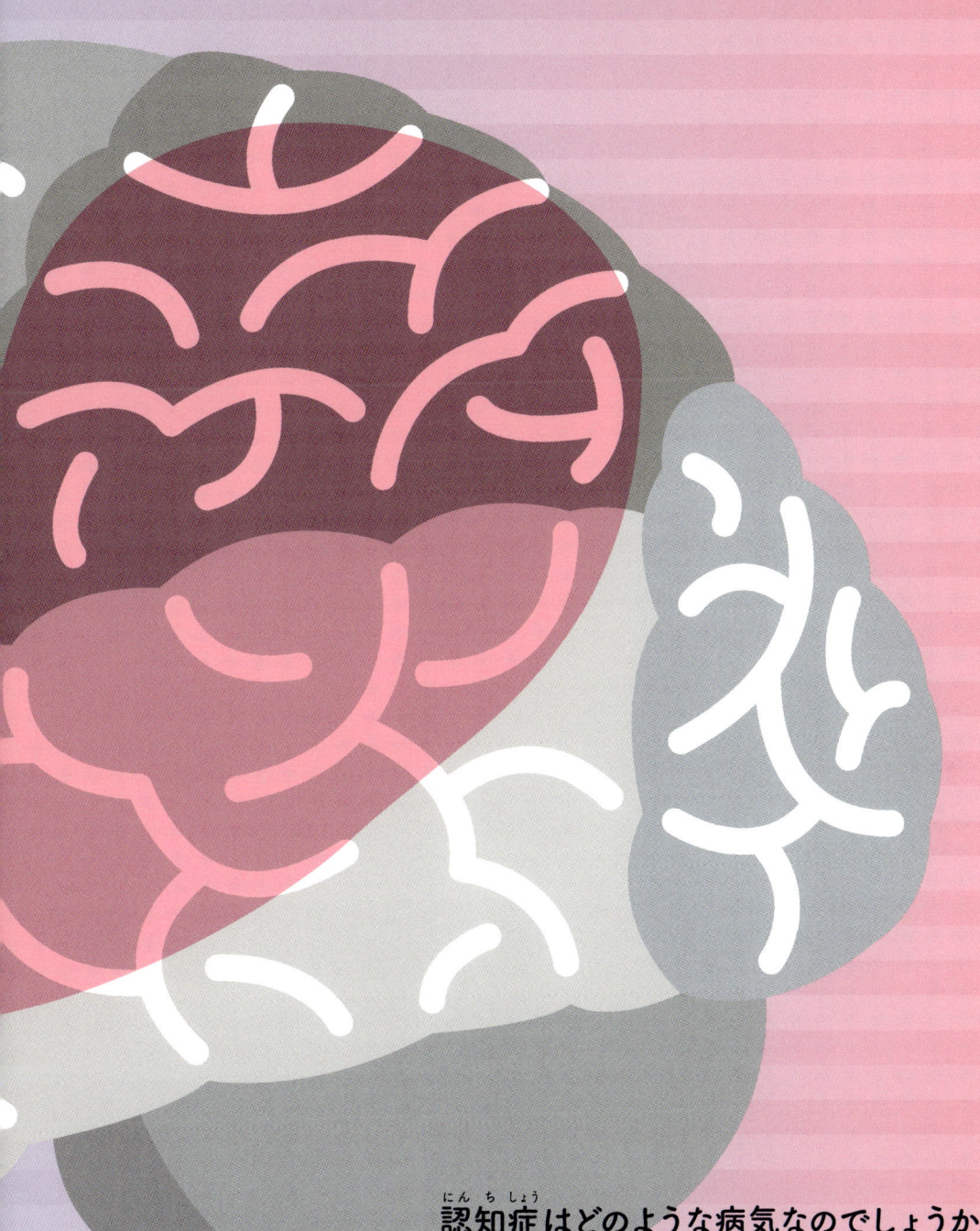

認知症はどのような病気なのでしょうか。
原因、症状、治療法など
認知症の基本を知っておきましょう。

認知症は
脳の状態が変化する病気です

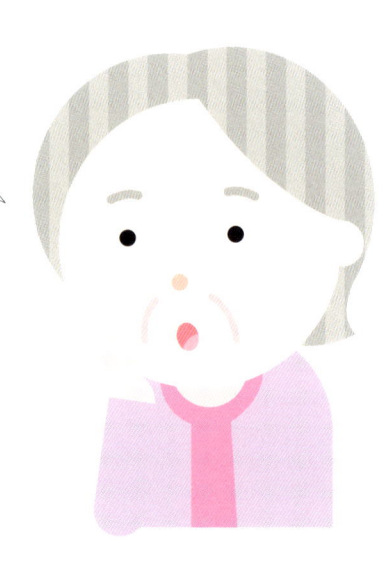

あなた、誰？

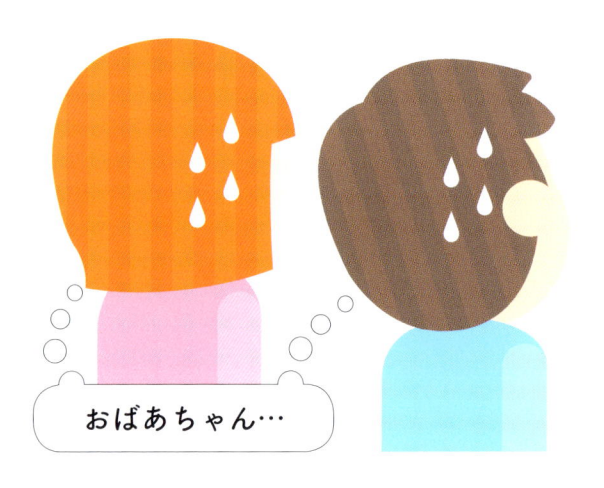

おばあちゃん…

認知症の人は時に家族のことも忘れてしまいます。なぜそうなるのでしょうか。

認知症の症状としてよく挙げられるのが、「もの忘れがひどくなった」ということです。財布やカギをどこに置いたか忘れてしまった、知り合いの人の名前を思い出せないといったことのほか、場合によっては家族の顔を忘れてしまい、孫に「あなた、誰だっけ？」と聞いたり、食事したばかりなのに「ご飯はまだ？」と催促したり……。

そんなふうに、いろいろな物事を忘れてしまうことは、認知症の典型的（その状態をよく表している）な症状です。

でも、みなさんも宿題があることを忘れたり、好きな番組や配信の時間を忘れて見逃してしまったりするでしょう。忘れることは誰に

でもあるのです。

では、みなさんの「忘れる」と、認知症の人の「忘れる」は、どこが違うのでしょうか。

その違いは、「脳」にあります。認知症の人の脳は、細胞が死ぬなどして萎縮（縮んで衰えること）し、機能が低下しています。すると、記憶が消えたり常識的な判断ができなくなったりし、さまざまな不都合が生じます。認知症はそういう病気なのです。

忘れるだけではなく、これまで簡単にできていたことができなくなったり、突然怒り出したりもするので、まわりの人から「おじいちゃんの様子が変」「おばあちゃんがおかしくなってしまった」というふうに見られてしまいます。

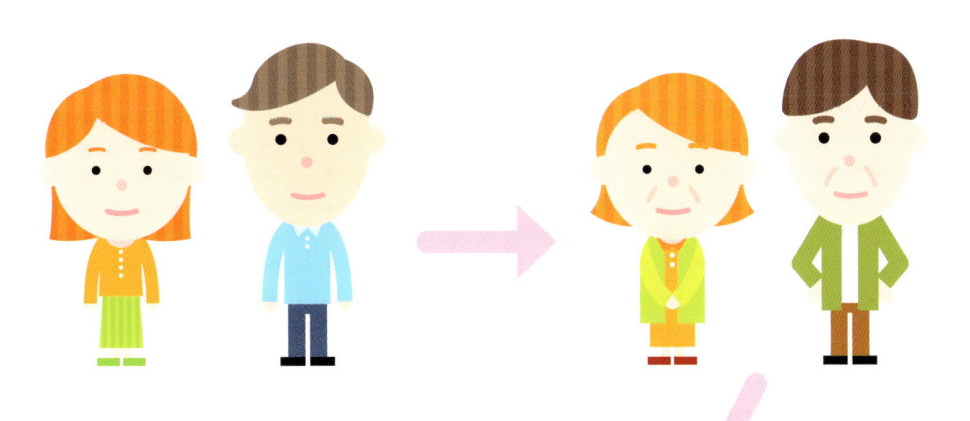

人は年を取ると体の状態が変化する

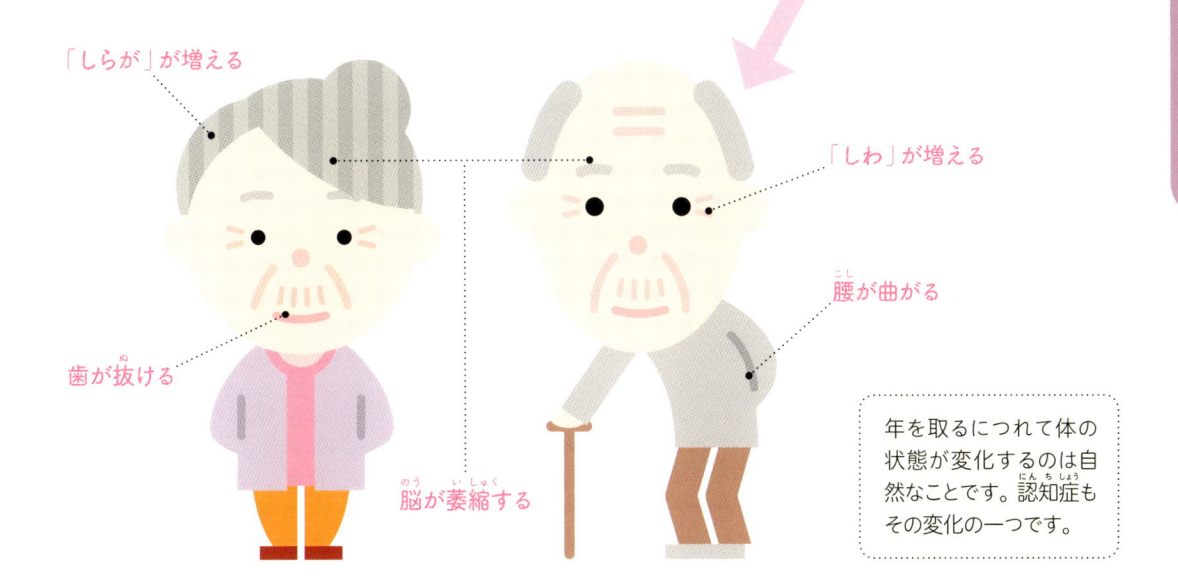

「しらが」が増える

「しわ」が増える

腰が曲がる

歯が抜ける

脳が萎縮する

年を取るにつれて体の状態が変化するのは自然なことです。認知症もその変化の一つです。

認知症は10代のみなさんがかかる病気ではないので、自分のことを心配する必要はまだありませんが、認知症という病気を知っている人も、知らない人も、理解しておいてほしいことがあります。それは、人は年齢を重ねると、体のあちこちが傷んでくるということです。「しわ」や「しらが」が増えたり、歯が抜けて入れ歯が必要になったり、腰が曲がったり、胃腸の働きが低下して薬が手放せなくなったりするのは、多くの人に起こることです。

それと同じように、脳が傷んで働きが低下したために、思い通りに話したり、物事を理解したりすることが難しくなる場合があります。それが認知症です。

脳が傷んでいない人の「忘れる」は一時的なことですが、認知症の人の「忘れる」は慢性的（その状態が長い間、続いていること）で、それによって普段の生活や生きていくことに支障をきたすほど、見過ごせない状態になっているのです。

年を取ると、認知症になるのは珍しいことではありません。2040年には高齢者の約7人に1人が認知症になるといわれています。認知症をただ否定的に考えるのではなく、認知症であることもおじいさん、おばあさんの「人生の一部」であると受け止めて、適切な対応を心がけましょう。

認知症と心の病気は似ています

14ページで「おじいちゃんの様子が変」という表現をしました。その人の様子が、他人から見たとき「変」に映るとしたら、原因として病気が考えられます。そうした病気の一つに、心の病気（精神疾患）があります。

たとえば「うつ病」です。うつ病を発症（病気の症状が現れること）すると、気分が落ち込んでやる気を失う、注意力が散漫（考えが集中しないこと）になる、判断能力が衰える、食欲が落ちる、不眠になるといった代表的な症状のほかに、記憶力の低下やもの忘れといった、認知症に似た症状も現れます。

うつ病と認知症は原因が異なる別の病気ですが、症状が似ている場合に二つを区別するのは難しく、医師でなければなかなかわかりません。特に高齢者のうつ病は、認知症の症状と間違えられることが多いため、家族も気づかないまま時間が過ぎていき、状態が悪化する恐れがあります。

うつ病と認知症の違いの一つに、うつ病は自覚症状（自分で感じることのできる症状）があり、認知症（アルツハイマー型認知症）では自覚症状がない場合が多いということが挙げられます。うつ病にかかった人は自分の能力の低下に憤ったり、嘆いたりする傾向がありますが、認知症の人は能力の低下を隠そうとする傾向があります。

「せん妄」という心の病気も、認知症の症状と似ています。せん妄は、体になんらかの負担がかかったり、環境が変わってストレスを感じたりしたときや、薬による影響などによって脳の機能が乱れる病気で、注意力が散漫になり、物事に集中することが難しくなります。また、場所や時間がわからなくなったり、ぼんやりとして、幻覚（実際には存在しないものを知覚すること）や妄想（現実的ではない考えにとらわれること）が起こったりすることもあります。

心の病気による注意力や集中力の低下、幻覚や妄想を見ることは認知症（アルツハイマー型認知症）の症状にもあるので、区別するのが難しい場合もあります。

心の病気として、100人に約1人という割合で多くの人がかかる「統合失調症」も、幻聴（実際には存在しない音が聞こえること）や幻視（実際には存在しないものが見えること）の症状が現れます。「夜になると自分の部屋に知らない人が入ってくる」などと不安に苛まれるのは、統合失調症患者も認知症患者も同じです。

また、統合失調症にかかると理解力や記憶力が低下して自分の考えをうまくまとめられなくなったり、独り言をつぶやいたり、にやにやと笑ったり、服装や身だしなみがだらしなくなったりもします。これらの症状は認知症にも見られることがあります。ただし統合失調症は一般的に発症年齢が低いので、年齢を基準にして認知症と区別することもできます。

いずれにせよ、認知症と心の病は似ている部分が多いため、早めに専門医の診察を受け、それぞれに適切な治療をスタートさせることが望まれます。

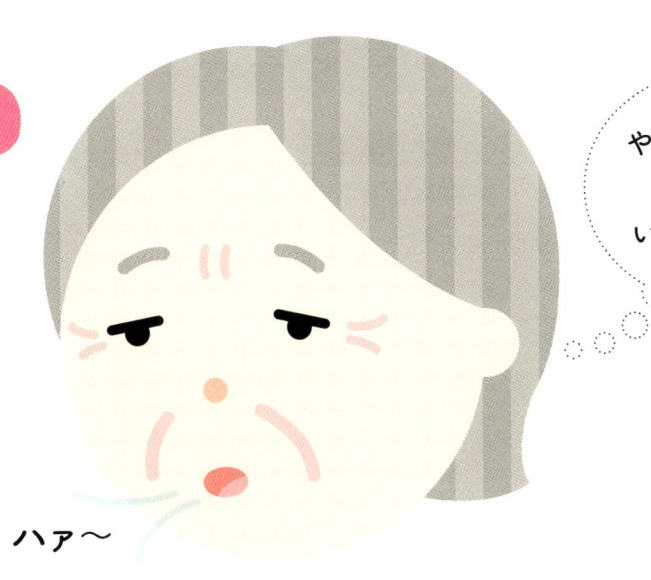

うつ病

やる気が出ない。
どうすれば
いいのかしら…

ハア〜

たとえば、うつ病と認知症は
外から見ると似ている場合がある

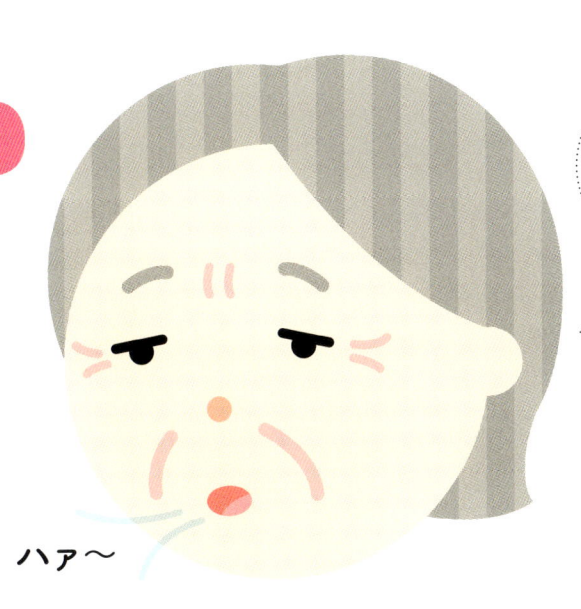

認知症

少し調子が悪いだけ。
どうってことないわ…

ハア〜

心の病気にかかっている
人と認知症の人は、本
人の思いは違っていて
も、外から見ると症状が
似ています。ともに早め
の治療が大切です。

主な認知症❶

「アルツハイマー型認知症」では
脳の「海馬」から萎縮が始まります

アルツハイマー型認知症
に関係する
脳の主な部位

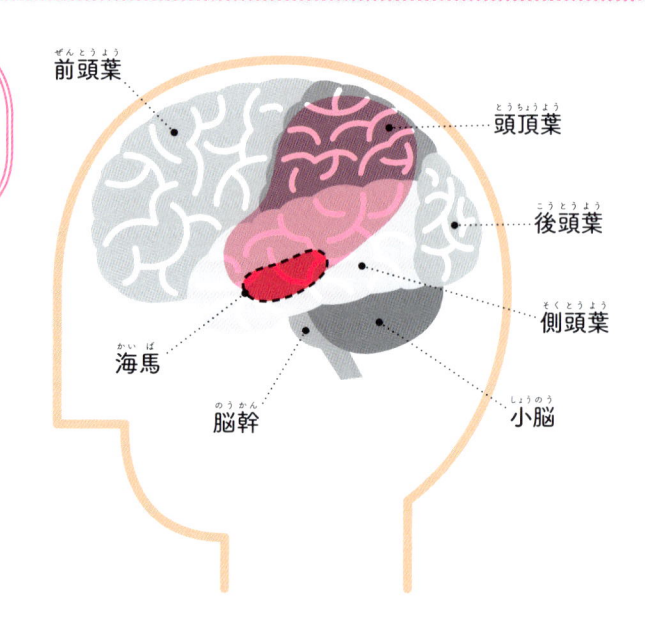

前頭葉
頭頂葉
後頭葉
側頭葉
海馬
脳幹
小脳

赤で示したところがアルツハイマー型認知症に関係する主な部分です。脳の中心（内側）にある海馬も含まれます。なお、前頭葉・側頭葉・頭頂葉・後頭葉をまとめて「大脳皮質」と呼びます。大脳皮質は大脳の表面を覆う重要な組織です。

　認知症には、いくつかの種類があります。18〜25ページでは主な4種類を解説します。
　いちばん多い認知症は「アルツハイマー型認知症」で、認知症全体の70パーセント近くを占めています。
　アルツハイマー型認知症になる主な原因は、「アミロイドβ」という物質が脳の中にたまるからとされています。
　アミロイドβは脳でつくられるタンパク質で、みなさんの脳の中にもありますが、普通はゴミとして分解され、体の外に排出されるので問題は起こりません。ただ、40歳、50歳と年を取っていったり、よくない生活習慣を長く続けたりしていると、アミロイドβが脳内にたまりやすくなると考えられています。
　脳の中にたまったアミロイドβは、やがて毒素を出し、脳の神経細胞を死滅させます。す

ると脳内での情報伝達がうまくできなくなり、脳はだんだん萎縮していきます。こうしてアルツハイマー型認知症が発症し、進行します。
　年を取ることは誰にも止めようがないので、アミロイドβを脳内にためないようにするためには、若い頃から、質のよい睡眠を取ったり、バランスのよい食事を摂ったり、適度な運動をしたり、「糖尿病」にならないように気をつけたりするなど、正しい生活習慣を身につけることが大切です。
　アルツハイマー型認知症の場合、脳の中で最初に萎縮するのは、脳の中心部分にある「海馬」という器官です。
　人間の脳は、今日誰となにをしたかといったことや、学校で新しく学んだことなどを、いったん海馬で記憶します。そして、覚えておきたい情報と忘れてもよい情報を仕分けてから、覚え

アミロイドβとタウがたまると神経細胞が死滅する

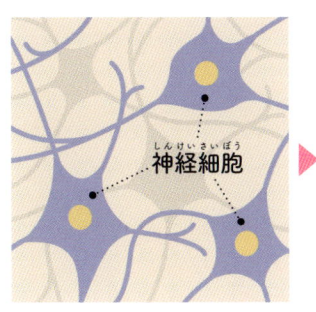 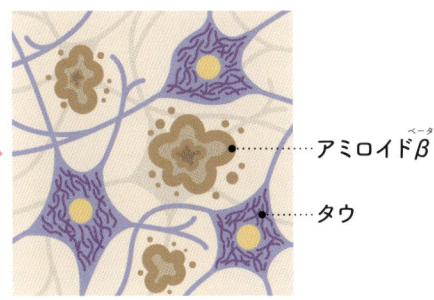

神経細胞

アミロイドβ

タウ

タンパク質は人間の体を形作る素材のようなものですが、アミロイドβやタウは脳内にたまると神経細胞の働きを邪魔したり、神経細胞を死なせたりします。

海馬が萎縮すると記憶障害が起こる

［脳を前から見たところ］

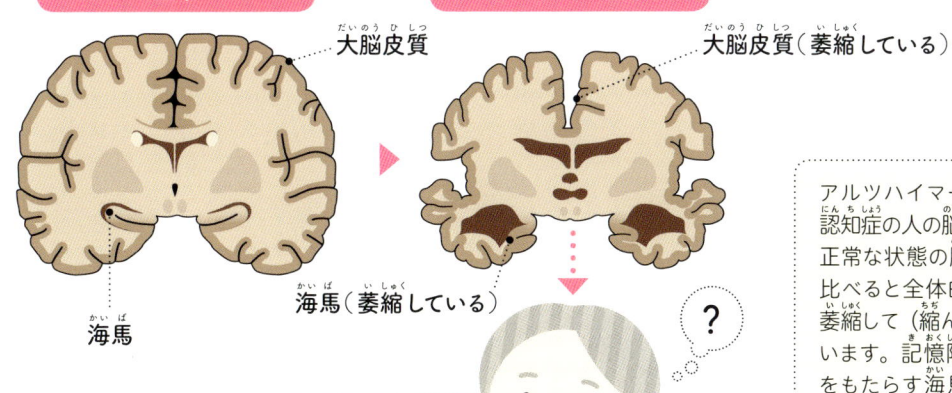

| 正常 | アルツハイマー型認知症 |

大脳皮質

大脳皮質（萎縮している）

海馬（萎縮している）

海馬

記憶障害の発生

アルツハイマー型認知症の人の脳は、正常な状態の脳と比べると全体的に萎縮して（縮んで）います。記憶障害をもたらす海馬の萎縮も目立ちます。

ておきたい情報だけを「大脳皮質」という部分へ移動させ、長期にわたって保存します。そのため海馬は「記憶の司令塔」とも呼ばれます。

ところがアルツハイマー型認知症になると、その海馬が最初に縮んで、正常に機能しなくなります。その結果、アルツハイマー型認知症の症状として、多くの人に「記憶障害」が現れることになります。

ご飯を食べたばかりなのに、「ご飯はまだ？」と聞くのも、アルツハイマー型認知症によく見られる症状です。食事に「なにを食べたか思い出せない」のが普通の「もの忘れ」だとしたら、

記憶障害は「ご飯を食べたこと自体を忘れてしまう」のです。海馬が萎縮した結果、ご飯を食べたことを記憶できなくなるからです。

もう一つ、アルツハイマー型認知症になる原因が見つかっています。「タウ」というタンパク質がたまることです。

タウは脳が働くために必要なタンパク質ですが、異常が生じると神経細胞の中に、まるで細長い糸くずのようになってたまり、アミロイドβと同様に神経細胞を死滅させて情報の伝達を困難にし、アルツハイマー型認知症を発症させます。

主な認知症❷ 「レビー小体型認知症」では大脳のあちこちで機能が低下します

レビー小体型認知症は、認知症全体の4.3パーセントを占めています。発症の原因は、「αシヌクレイン」というタンパク質がかたまった「レビー小体」が、神経細胞の中に作られることです。脳にたまったレビー小体は神経細胞を傷つけ、変性や死滅をさせることで脳の働きを低下させます。

日中は調子がよかったけれども、夜は一転して睡眠中に悪夢にうなされて暴れ出すというように、日や時間によって症状が軽くなったり

重くなったりすることがあるのも、レビー小体型認知症の特徴です。

レビー小体による影響は、大脳（大脳皮質）の広い範囲に及びます。大脳は脳の中でいちばん大きく、見たり聞いたり、運動したり、考えたり、感情をコントロールしたりする重要な部分です。レビー小体によってその働きが邪魔されると、さまざまな症状が現れます。

たとえば、側頭葉の内側には「記憶の司令塔」の海馬がありますが、その働きが邪魔さ

レビー小体型認知症に関係する脳の主な部位

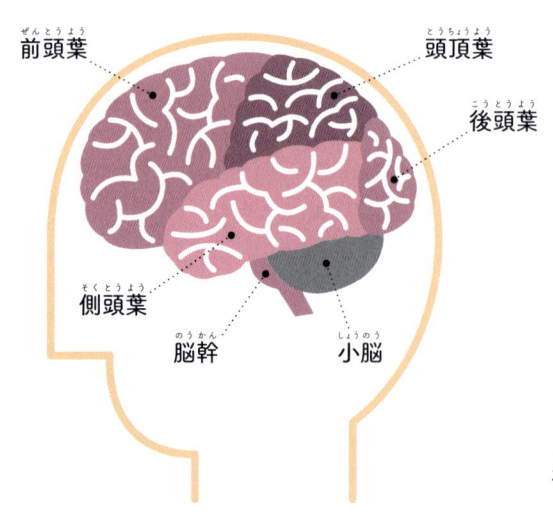

前頭葉　頭頂葉　後頭葉　側頭葉　脳幹　小脳

赤で示したところがレビー小体型認知症に関係する主な部分です。大脳皮質のほぼ全域で機能の低下が起こります。

レビー小体がたまると神経細胞が死滅する

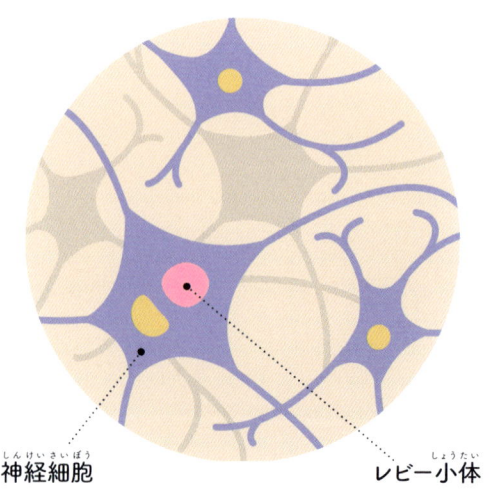

神経細胞　レビー小体

タンパク質のかたまりであるレビー小体が神経細胞にたまると、神経細胞が傷ついたり死滅したりします。

れると記憶障害が起こります。ただ、アルツハイマー型認知症に比べると影響が軽いため、記憶がすっぽりと抜け落ちるまでにはならず、「覚えてはいるけれど、なんだっけ、アレ」と、もどかしい状態に陥ります。

目に関わる働きをする後頭葉にレビー小体がたまって、その働きを邪魔すると、「幻視」の症状が現れることがあります。「知らない子どもが家の中を走り回っている」「お茶碗の白米が虫になっていく」というような、ほかの人には見えないものが見える症状に悩まされます。

匂いに関わる働きをする脳の領域にレビー小体がたまると、「嗅覚障害」を起こすこともあります。アルツハイマー型認知症にもいえることですが、嗅覚障害は比較的早い時期に現れる症状と考えられているので、異常を感じたら病院で診察を受けるのがよいでしょう。

また、脳には大脳のほかに小脳と脳幹があります。小脳は、大脳から出た運動の命令を受けて、体中の筋肉に細かい指令を出す役割を果たしています。脳幹は、呼吸をしたり、心臓を動かしたり、食べ物や水を摂るように促したり、体温を一定に保ったりと、みなさんが生きるためのベースとなる働きをコントロールしています。

この脳幹にまでレビー小体の影響が及ぶと、手足が震えたり、筋肉がこわばったり、小刻みに歩くようになるなど、「パーキンソン病」という病気の症状が出ることもあります。神経伝達物質である「ドーパミン」の量が減り、脳から出された運動の指令が筋肉にうまく伝わらず、体を動かしにくくなるためです。

後頭葉にレビー小体がたまると幻視が発生する

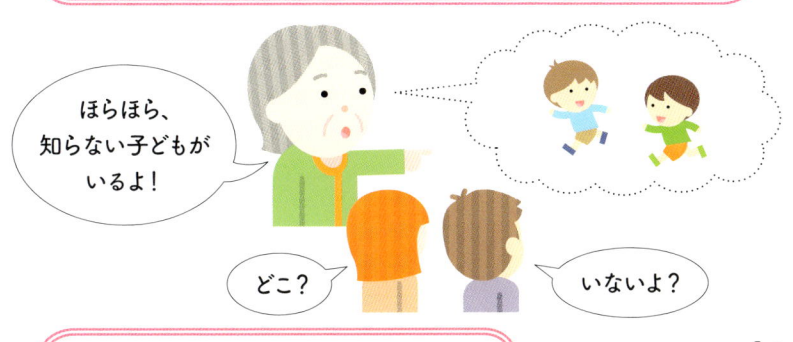

ほらほら、知らない子どもがいるよ！

どこ？

いないよ？

レビー小体は大脳皮質のあちこちで神経細胞にたまりますが、後頭葉にたまることで起こる幻視はレビー小体型認知症の代表的な症状です。

パーキンソン病と原因が同じ

［パーキンソン病の症状］

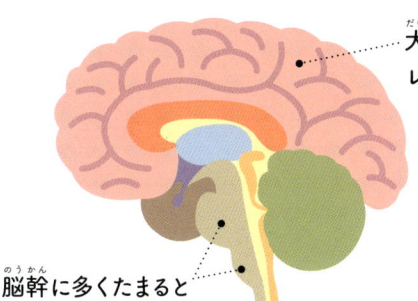

大脳に多くたまるとレビー小体型認知症になる

脳幹に多くたまるとパーキンソン病になる

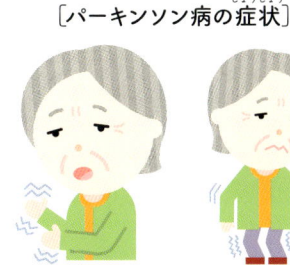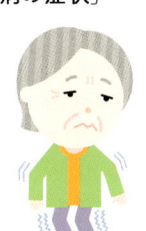

レビー小体が大脳にたまるとレビー小型認知症になり、脳幹にたまるとパーキンソン病という病気になります。パーキンソン病は筋肉がこわばり、体をうまく動かせなくなる病気です。

主な認知症❸
脳の血管に異常が発生すると「血管性認知症」になる場合があります

「脳梗塞」という病気があります。脳にはりめぐらされている血管の一部が詰まってしまい、血の流れが悪くなったり、血が通らなくなったりすることで、脳の神経細胞が部分的に死滅する病気です。

細胞が死んでしまうので、体が麻痺して動かせなくなる、手足が痺れる、言葉が話せなくなるといった症状が現れるほか、認知症が引き起こされる場合もあります。これを「血管性認知症」といいます。

発症する原因は、脳の血管が詰まる脳梗塞がいちばん多いのですが、それだけでなく、血管が破れて脳内に血が出る「脳出血」や「くも膜下出血」なども血管性認知症を引き起こします。

脳はみなさんの動きや気持ちをコントロールしている大事な器官です。勉強をしたり、スポーツをしたり、しゃべったり、食べたり、ものを覚えたり、大切な人のことを思いやったりといった日常の営みは、脳の別々の部分が働いて、指令を出しているからこそ可能になります。ところが、脳梗塞になるとそれがうまくできなくなります。なにができなくなるかは、血管が詰まったり、破れて出血したりした場所によって決まります。

たとえば、前頭葉の血管が詰まって血が流れなくなると、感情や欲求のコントロールが効かなくなり、泣いている人の前で笑ってしまう、後先のことを考えずにお金を使ってしまうといった症状が現れることがあります。

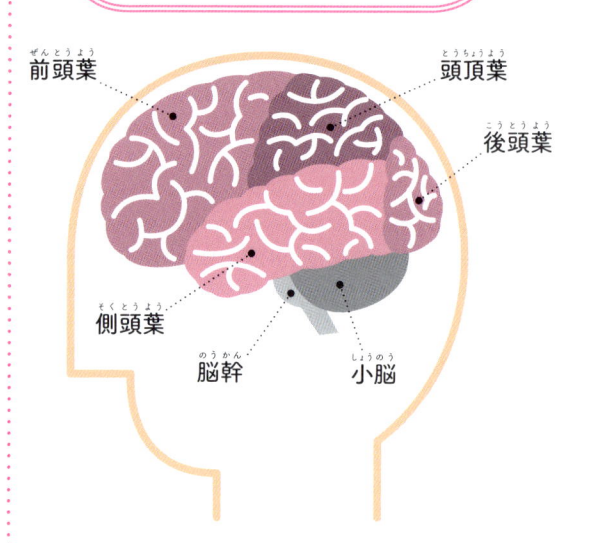

血管性認知症に関係する脳の主な部位

前頭葉　頭頂葉　後頭葉　側頭葉　脳幹　小脳

赤で示したところが血管性認知症に関係する主な部分です。大脳のどこかで血管が詰まったり出血したりすると血管性認知症が引き起こされます。

また、視覚や聴覚や触覚などの感覚を司る側頭葉や頭頂葉で脳梗塞が起こると、「失認」という認知症の症状が現れることがあります。たとえば、音が聞こえてもなんの音かわからないといった症状は「聴覚失認」と呼ばれます。

血管性認知症の症状は、突然現れたり、治ったように思えたら急に悪化したりを繰り返すことがあります。また、さっきご飯を食べたことは忘れてしまっているのに、難しい本の内

症状が「まだら」に現れる

血管性認知症では、血管が詰まったり出血したりした箇所の機能だけが低下するため、できなくなることが「まだら」模様のように発生します。これまでと同じようにできることが多いのに、特定のことが苦手になります。

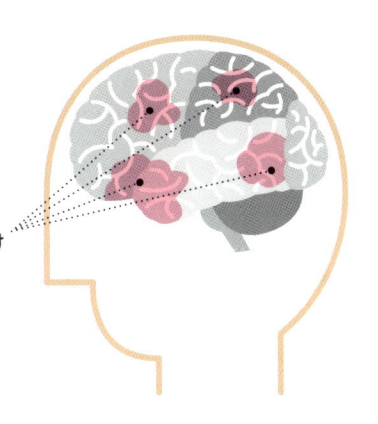

異常があったところだけ機能が低下する

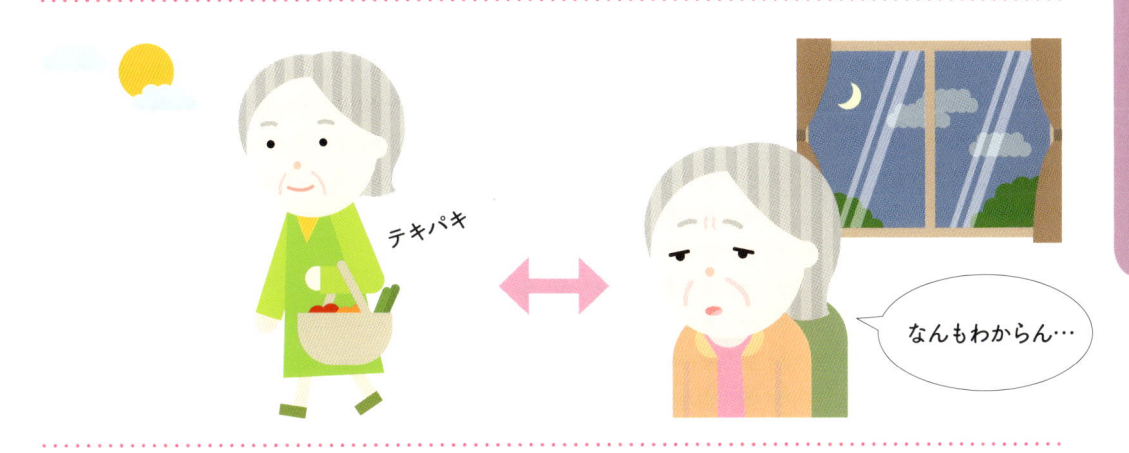

テキパキ

なんもわからん…

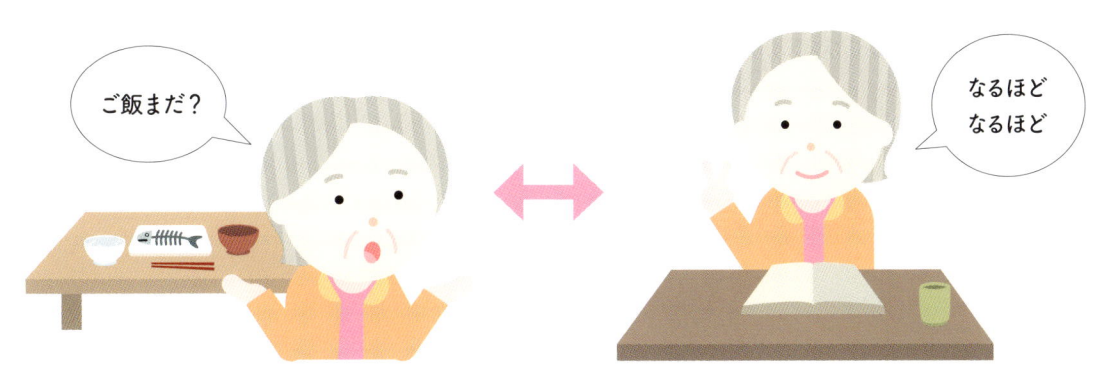

ご飯まだ？

なるほどなるほど

容を理解する力はあるというように、ある分野のことはできなくても他の分野のことはしっかりとできる、あるいは昨日できなかったことが今日はできるなど、することや時間によって症状に強弱があるため、「まだら認知症」とも呼ばれます。

血管性認知症は認知症全体の19.5パーセントと、アルツハイマー型認知症に次いで多い病気です。脳梗塞が主な原因なので、塩分の摂りすぎやお酒の飲みすぎ、運動不足が原因で血圧が高くなる「高血圧症」や、血液中のブドウ糖の濃度（血糖値）が高くなる「糖尿病」、血液中に脂質が多くなる「脂質異常症」など、脳梗塞につながる生活習慣病にならないことが重要です。正しい食生活や適度な運動、喫煙や多量の飲酒を控えることが血管性認知症の予防につながります。

主な認知症❹

前頭葉と側頭葉にダメージを受けると
「前頭側頭葉変性症」を発症します

　脳は、大脳と小脳、脳幹の3つの部分に分けられます。さらに大脳（大脳皮質）は、おでこのほうに位置する前頭葉、耳のあるあたりに位置する側頭葉、頭のてっぺんにある頭頂葉、後頭部にある後頭葉の4つの部分に分けることができます。

　その中の前頭葉と側頭葉の神経細胞がなんらかの原因によってダメージを受け、傷ついたり、縮んだり、死滅したりすることで発症するのが「前頭側頭葉変性症」です。はっきりとした原因はわかっていませんが、タンパク質の「タウ」（19ページ）や「ＴＤＰ-43」などがたまることによって細胞が変性し、発症するとも考えられています。

　前頭側頭葉変性症は、次の3つの病気をまとめて呼んだ病名です。

　1つは、「行動障害型前頭側頭型認知症」です。なんらかの原因で前頭葉や側頭葉の働きが低下し、認知症の症状が現れます。

　前頭葉は本能を適度にコントロールし、理性を保ち、人の気持ちを推し測るといった働きをしています。みんながルールを守り、平和で安全な社会生活を送れるのも、前頭葉が正常に働いているからです。その前頭葉の働きが低下すると、社会のルールを守らず、自分勝手な行動を取るようになってしまいます。

　行動障害型前頭側頭型認知症になると、本人は悪いと思わず、本能のまま、当たり前のように自分勝手な行動を取ります。まわりの人

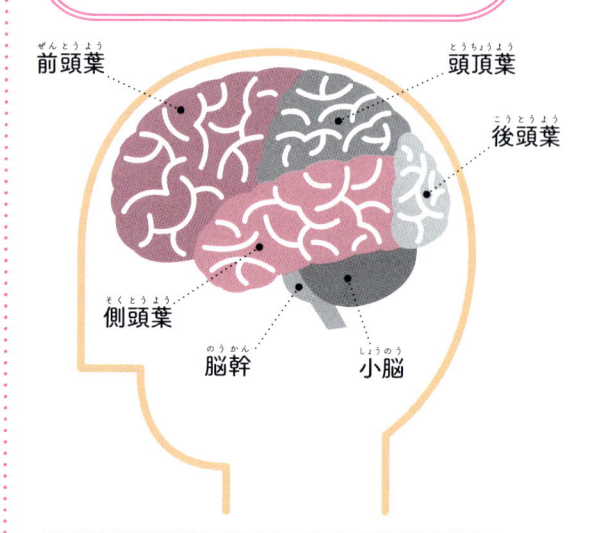

前頭側頭葉変性症に関係する脳の主な部位

前頭葉　頭頂葉　後頭葉　側頭葉　脳幹　小脳

赤で示したところが前頭側頭葉変性症に関係する主な部分です。病名の通り、前頭葉または側頭葉の神経細胞が傷ついたり死滅したりすることで発症します。

たちが止めたり指摘したりしても、「なにが悪いのか？」という顔で勝手な行動を取り続けます。穏やかで誰からも好かれていたおじいさんが、人格が変わってしまったかのように突然怒り出したり、店の商品を万引きしたり、交通ルールを守らなくなったりするのも、行動障害型前頭側頭型認知症が原因と考えられます。

　もう1つは、「意味性認知症」です。側頭葉の働きが低下して、認知症の症状が現れます。

　側頭葉は言語を司る脳でもあります。意味

前頭側頭葉変性症は3つの病気に分けられる

行動障害型前頭側頭型認知症　人が変わったように反社会的な行動をとる

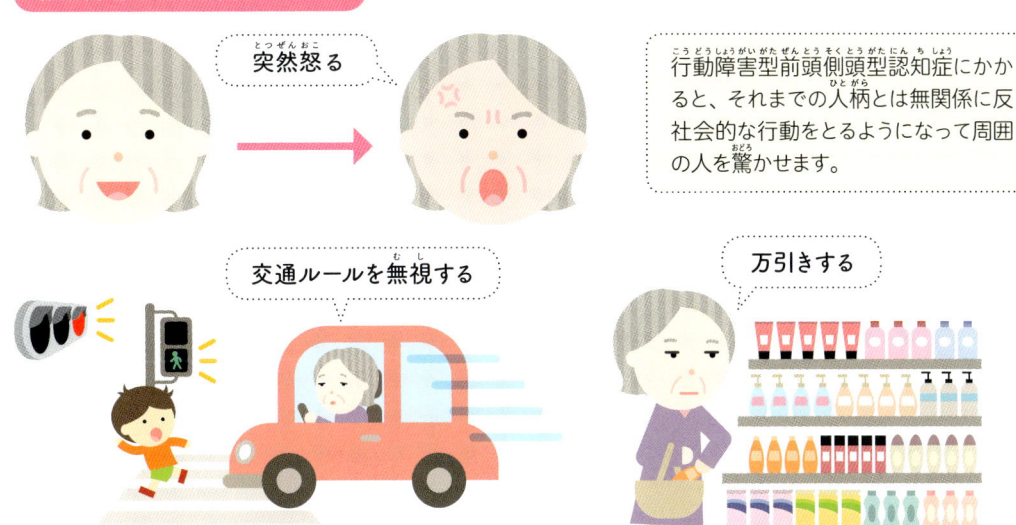

突然怒る

行動障害型前頭側頭型認知症にかかると、それまでの人柄とは無関係に反社会的な行動をとるようになって周囲の人を驚かせます。

交通ルールを無視する

万引きする

意味性認知症　言葉の意味がわからなくなる

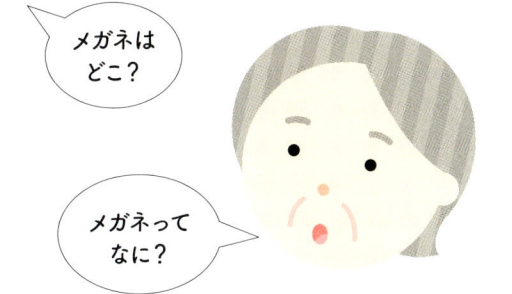

メガネはどこ？

メガネってなに？

進行性非流暢性失語　言葉がうまく出てこなくなる

これはなに？

メガネ

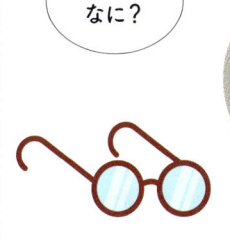

メ…メガ…メガ…

ともに言葉に関係する病気ですが、意味性認知症では言葉の意味が失われ、進行性非流暢性失語では意味がわかっても言葉が出てこなくなります。

性認知症では、言葉を口にできても、その意味がわからなくなります。「好きな本はなんですか？」と尋ねても、「本ってなんですか？」と聞き返すようなことが起こります。スムーズに話すことはできても、たとえば団子を「だんし」、三日月を「さんかづき」と読むなど、「失語」の症状が現れます。

3つ目は、「進行性非流暢性失語」です。前頭葉の左側後部の働きが低下し、認知症の症状が現れます。

この部分は言葉の組み立てや発語に関わる働きをするので、それが邪魔されると、たとえば「メガネ」と言おうとしても「メ、メ、メ、メガ、メガネ」というように、スムーズに発語できなくなります。ただ、メガネがなにかという意味は理解しているので、意味性認知症の逆の症状ともいえるでしょう。進行性なので、やがては「メガネ」と言えなくなる場合もあります。

ほかにも認知症の症状が出る病気があり、いくつかは治すことができます

ここまでに認知症の代表的な4つのタイプを説明しましたが、それ以外にも認知症とされている病気や、認知症と似た症状が出る病気があります。

「正常圧水頭症」はその一つです。脳の内側には脳室と呼ばれる空間が4か所あり、そこでは脳脊髄液が作られています。脳脊髄液は脳のさまざまな場所を満たしていますが、流れが悪くなると、大元である脳室内に大量の脳脊髄液がたまってしまい、脳室が大きくふくらみます。これを「水頭症」といいます。

正常圧水頭症もその一種で、注意力や意欲の低下といった認知症の症状が現れます。さらに、うまく歩けなくなったり、小便を漏らしたりすることもあります。

「慢性硬膜下血腫」は、頭を打つなどしたことが原因で、頭蓋骨と脳の間に血液がたまる病気です。たまった血液によって脳が圧迫され、慢性的な頭痛がしたり、うまく歩けなくなったりするとともに、記憶が曖昧になる、意欲が低下するといった認知症の症状が出ることもあります。頭への軽い打撲でも起こる可能性があるので注意が必要です。

正常圧水頭症

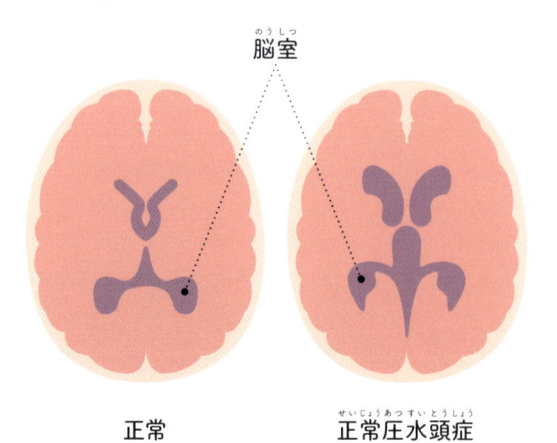

脳室

正常　　　正常圧水頭症

脳室に脳脊髄液がたまりすぎると脳室が大きくふくらみ、正常圧水頭症になります。

慢性硬膜下血腫

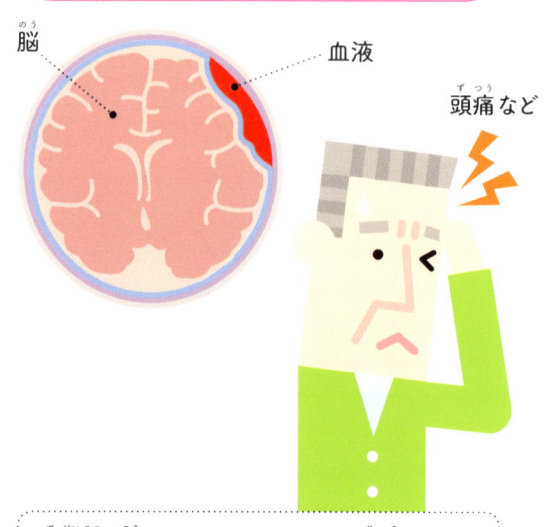

脳　　　血液

頭痛 など

頭蓋骨と脳の間に血液がたまると、頭痛のほかに認知症の症状が出ることがあります。

「甲状腺機能低下症」は、さまざまな原因で「甲状腺」の働きが低下し、甲状腺ホルモンの分泌量が少なくなる病気です。疲労感や無気力、むくみ、寒がりになる、便秘、脱毛、皮膚の乾燥などに加えて、認知症の症状が現れることもあります。

以上の3つの病気は手術で治る可能性があるので、「治る認知症」ともいわれます。認知症の初期には、別の病気と区別しにくい症状が現れることがあり、病院で相談したらこれらの病気だったというケースも少なくありません。早期の発見や治療がとても重要です。

「アルコール性認知症」という病気もあります。お酒の飲みすぎは、体だけでなく脳にも悪い影響を与えかねません。多量の飲酒をすると、アルコールを分解するために体内のビタミンB1がたくさんが使われ、脳内のビタミンB1が欠乏します。すると、脳の神経細胞の働きが悪くなり、歩くときにふらついたり、注意

力や記憶力が低下したり、感情のコントロールがうまくできなくなったりという認知症の症状が現れることがあります。

この病気は手術ではなく、断酒など生活を見直し、薬による治療を行うことなどで改善を図ります。

また、「糖尿病」の人は高血糖が長く続くことで認知機能が低下しやすくなり、認知症を発症しやすくなるといわれています。逆に、糖尿病治療の副作用で低血糖になることでも認知症を発症しやすくなるので、血糖値を安定させることが重要です。

糖尿病の人が認知症を発症すると、糖尿病治療のためのインスリン注射を自分でできなくなるなど、体調管理の面で問題が発生することがあります。

これらのほか「高血圧症」「脂質異常症」「メタボリックシンドローム」も認知症につながりやすいので要注意です。

甲状腺機能低下症

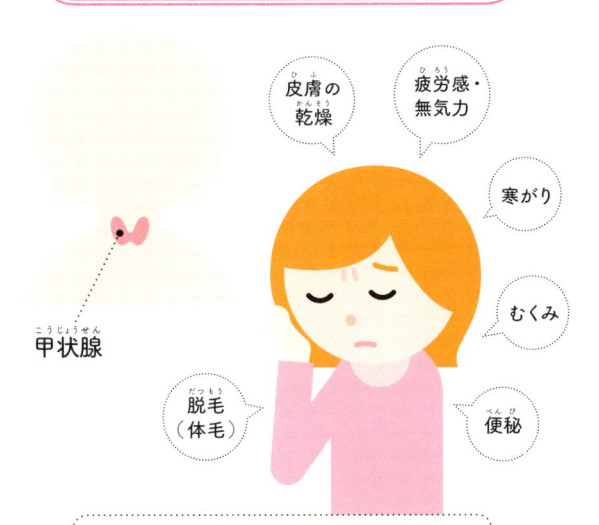

甲状腺ホルモンの分泌量が少なくなると認知症の症状が出ることがあります。

アルコール性認知症

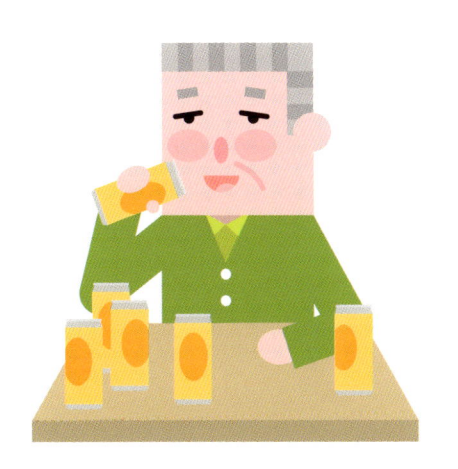

たくさんお酒を飲む生活を続けていると認知症の症状が現れる場合があります。

脳の変化によって起こる「中核症状」として記憶障害や失語などが挙げられます

　脳は勉強したり、運動したり、記憶したり、感情をコントロールしたりと、みなさんが生きていく上で必要な、さまざまな働きを司っている器官です。脳の神経細胞が傷ついたり、死滅したりすると、言葉を使うことや行動することがうまくできなくなってしまいます。それが認知症の症状です。

　認知症では脳のさまざまな部分がダメージを受けるため、現れる症状もさまざまです。一つだけではなく、複数の症状が重なって現れる場合もあります。

　症状には、脳の変化が原因で起こる「中核症状」と、その人の性格や生活環境などの影響でさまざまな形で現れる「周辺症状」に分けられます。ここでは、「日本神経学会」が7つに分類する中核症状について説明します。

❶ 全般性注意障害

　注意力や集中力が下がり、ミスが増えたり、2つのことを同時に進められなくなったり、同じことを長時間、続けられなくなったりします。なにかをしていても、近くで別のことが起こったらそれが気になって、今までしていたことが手につかなくなることもあります。

　また、複雑なことについて理解したり、新しい情報や経験を覚え込んだりすることが困難になります。ぼんやりとして、声をかけても反応が遅くなることもあります。

❷ 遂行機能障害

　遂行とは、物事を最後までやりとげることです。そのためには、物事を段取りよく進める必要がありますが、それができなくなります。

---

❶ 全般性注意障害

２つ以上のことを同時にできなくなるなど

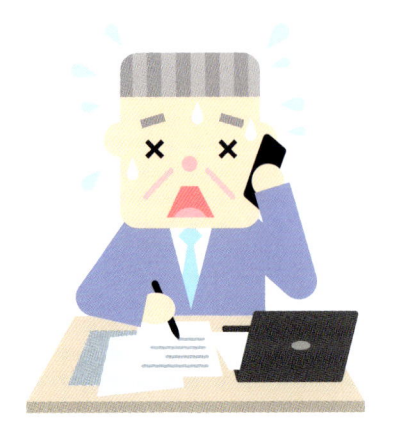

❷ 遂行機能障害

物事を段取りよく進められなくなるなど

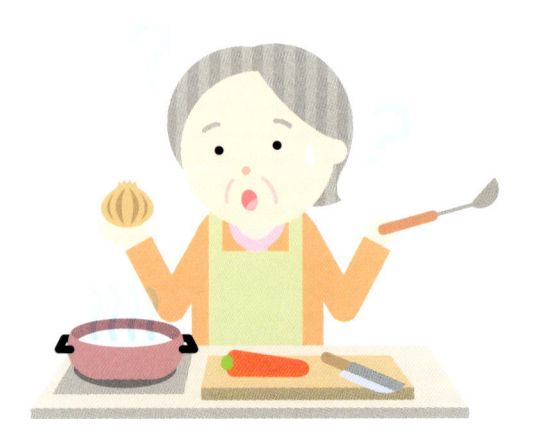

認知症の中核症状と周辺症状

周辺症状

行動症状

怒りっぽさ
人格変化
興奮
暴言・暴力
介護拒否
帰宅拒否
徘徊
多動（常同行動）
多弁
幻覚・錯覚
妄想
誤認
仮性作業
過食・拒食・異食
失禁
不潔行為

中核症状

❶ 全般性注意障害
❷ 遂行機能障害
❸ 記憶障害
❹ 失語
❺ 視空間認知障害
❻ 失行
❼ 社会的認知の障害

心理症状

不安・焦燥
心気・抑うつ
情緒の欠如
アパシー
せん妄
依存
収集癖
睡眠障害

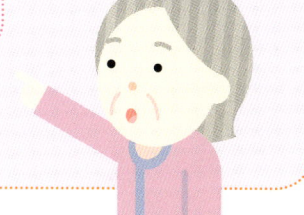

中核症状は脳の変化によって起こる、認知症そのものともいえる症状です。周辺症状は認知症になった人の性格や生活環境によってさまざまな現れ方をします。周辺症状は32ページで解説します。

たとえば、壁に空いた穴を修理しようとするとき、みなさんなら穴の大きさを測る、修理に必要な材料や道具を揃える、大人に方法を聞く、YouTubeなどを見て直し方を学ぶといったことを事前に行い、手順に沿って穴を埋めるでしょう。遂行機能障害では、そのように物事を順序立てて考え、段取りよく進めることができなくなります。

❸ 記憶障害

記憶は、新しい情報や経験を覚え込み、保存し、再生する機能です。記憶障害では、そ

れがうまく働かなくなります。

記憶にはさまざまな種類があります。記憶した内容をイメージでき、それを話すことができる記憶を「陳述記憶」といいます。

陳述記憶はさらに、「出来事記憶」と「意味記憶」に分かれます。

出来事記憶は「今日、公園で誰となにをして遊んだか」「去年、家族と東北の温泉に行った」など、個人的な経験に関する記憶です。

この出来事記憶がうまく働かないことを「健忘」と呼びます。認知症の発症後の新たな出来事を覚えられないことを「前向性健忘」、認

❸ 記憶障害

覚えられなくなる、思い出せなくなるなど

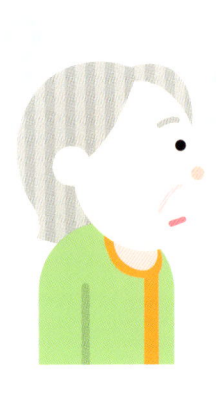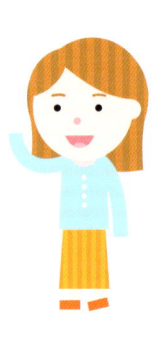

知症の発症前の出来事を思い出せないことを「逆向性健忘」といいます。

意味記憶は、「江戸幕府は誰がつくったか」とか「オタマジャクシが成長したら蛙になる」といった、知識に関する記憶のことです。

これら陳述記憶に対して、内容をイメージしたり、話したりすることができない記憶を「非陳述記憶」といいます。これは自転車の乗り方といった運動や、釘の打ち方といった技能など、同じ経験を繰り返すことで形づくられる、いわゆる「ノウハウ」の記憶で、「手続き記憶」ともいいます。

陳述記憶と非陳述記憶のうち、記憶障害で問題になるのは主に陳述記憶です。認知症の発症によって、記憶を司る脳の海馬がうまく機能しなくなると、覚えられない、思い出せないといった症状が現れます。一方、非陳述記憶は海馬とは別の場所に保存されているため、多くは認知症の発症後も長く保持されます。

なお、記憶は保存される長さから、「即時（短期）記憶」「近時記憶」「遠隔記憶」に分けることができます。

即時（短期）記憶は、相手の言った言葉をす

❹ 失語

言葉が出てこなくなるなど

ぐに繰り返すときのような直前の出来事の記憶、近時記憶は、昨日どんな天気だったかなど、数日間くらい保存されている記憶、遠隔記憶は、若い頃に勤めていた会社の名前など、長期間保存されている昔の記憶をいいます。

認知症による記憶障害では、即時（短期）記憶→近時記憶→遠隔記憶の順で忘れやすくなるのが一般的です。

❹ 失語

身体的な障害がないにもかかわらず、言葉を発したり、言葉の意味を理解したりすることが難しくなります。ものの名前を言えない、人が言ったことを繰り返して言えない、読み書きができない、文字を思い出せない、書き間違いが多くなるといった症状が現れます。

❺ 視空間認知障害

○や△などの図形を真似して描くことができなくなる、車の運転、特にバックで駐車することが下手になる、よく知っているはずの道で迷う（地誌的失見当識といいます）といった症状が見られるのが視空間認知障害です。

❺ 視空間認知障害

車の運転が下手になるなど

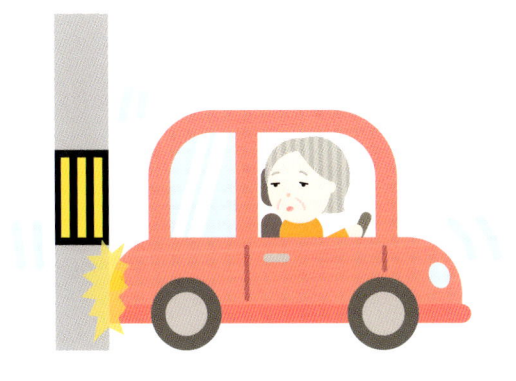

レビー小体型認知症では、実際にはないものが見えたり（幻視）、無意味な模様を人の顔や虫に見間違えたりすることもあります。

❻ 失行

「バイバイ」などのジェスチャーができなくなる、使い慣れているはずの道具（たとえばテレビのリモコン）をうまく操作できない、服を着ることができない（できても時間がかかる）といった症状を失行といいます。

❼ 社会的認知の障害

　相手の顔の表情や声のトーンから気持ちを読み取ったり、周囲の状況を理解したりする能力が低下することを社会的認知の障害といいます。

　状況を理解できたとしても、それに対する適切な行動が取れず、場の雰囲気を乱すこともあります。また、気持ちの抑えが効かず、自分勝手な行動を取り、人とのコミュニケーションをうまく図れないこともあります。

❻ 失行

道具をうまく操作できなくなるなど

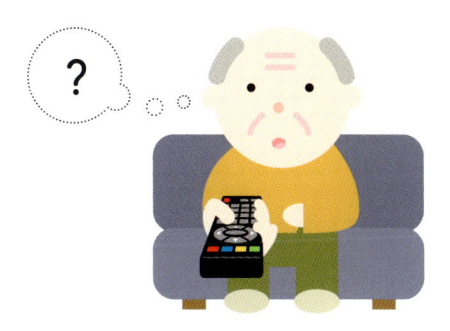

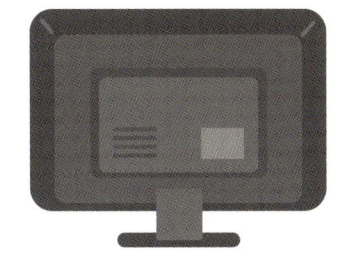

❼ 社会的認知の障害

周囲の状況を理解できなくなるなど

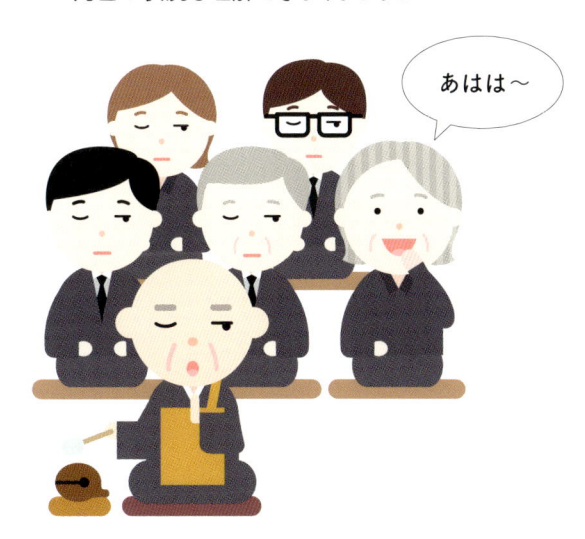

あはは〜

その人の性格や生活環境に応じて暴言や徘徊、妄想などの「周辺症状」が現れます

認知症になって中核症状（28ページ）が現れると、本人は気持ちが落ち込んだり、今までできていたことができなくなってイライラしたり、これから自分はどうなるのかと不安やストレスを抱えたりします。

そうした心理的な状況やその人の性格、生活環境などが原因で現れる症状を「周辺症状」といいます。周辺症状は「行動症状」と「心理症状」に分けることができ、人によって現れ方が異なります。

行動症状には次のようなものがあります。

●怒りっぽさ

認知症が進むにつれ、自分が置かれた状況を理解できず、気持ちや体の不調をうまく伝えられなくなり、そのせいで不安やイライラが募り、怒りやすくなります。

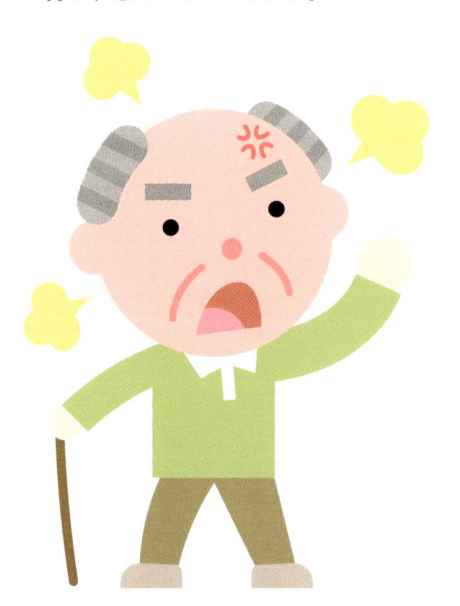

●人格変化

行動障害型前頭側頭型認知症の人は、前頭葉の神経細胞がダメージを受け、感情をコントロールする力が弱くなっているため、まるで人格が変わったかのように突然、怒りを爆発させることもあります。

●興奮

不安や怒り、恐怖を感じたり、感情のコントロールがうまくできなかったり、自尊心が傷つけられたりすると、興奮状態になることがあります。興奮がエスカレートすると、暴言や暴力につながります。

●暴言・暴力

認知症の進行によって、さまざまなことが自分の思い通りにできなくなり、そのもどかしさや苛立ちから家族や知人を怒鳴ったり、暴言を吐いたりします。

さらに、言動を拒絶されたり、自尊心が傷つくことを言われたりすると、怒りを抑えられず、暴力を振るうこともあります。

●介護拒否

食事、歯磨き、入浴、排泄などの世話を拒みます。認知症によって介護されることの意味がわからなくなる、入浴や排泄を人に世話されることで自尊心が損なわれるといった理由によって、介護を嫌がるようになります。

食事を拒否するようになると健康にも大き

な影響を与えるので注意が必要です。

●帰宅拒否

介護施設や病院で「家に帰りたくない」と言い、帰宅を拒否することがあります。

これとは逆に、「家に帰りたい」「生まれ故郷に帰りたい」と訴える「帰宅願望」が現れることもあります。

●徘徊

主に記憶障害や視空間認知障害（見当識障害）によって引き起こされる症状です。家の中を歩き回るケースと、家の外に出て歩き回るケースがあります。

家の中では、なにかを探して歩き回っていることもあります。家の外では、勤めていた会社に向かおうとして道がわからなくなる、買い物に行こうとして迷うなど、徘徊にも理由があることが多いので、むやみに責めるのは避けましょう。理由を尋ねたり、一緒に歩いたりすることで、本人は安心感を得るかもしれません。

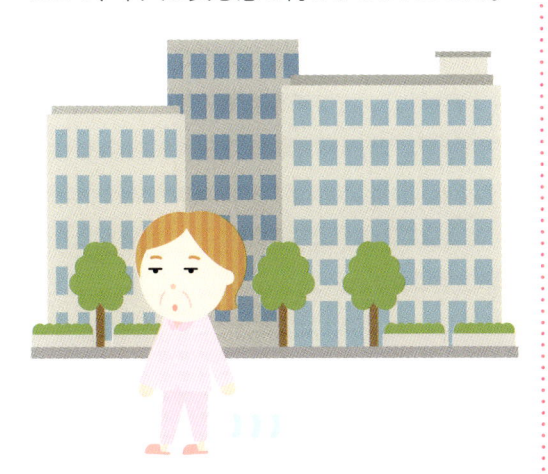

●多動（常同行動）

行動障害型前頭側頭型認知症の人によく見られる症状です。何度も同じコースを歩き続ける「周徊」や、いつも決まった時間に同じ行動をする「時刻表的生活」などがあります。手

を叩くなどの単純動作を繰り返したり、一人だけで長く話したりしていることもあります。

●多弁

こちらの話を聞かずに一方的に話し続ける、おしゃべりが止まらないといった症状です。

●幻覚・錯覚

ないものが見える（幻視）、本人にしか聞こえない音や人の声が聞こえる（幻聴）、あるものを違ったものとして認識するといった症状です。

レビー小体型認知症の多くの人に幻視の症状が現れます。実際には誰もいないのに「部屋の隅っこで子どもが遊んでいる」などと言うのはその一例です。

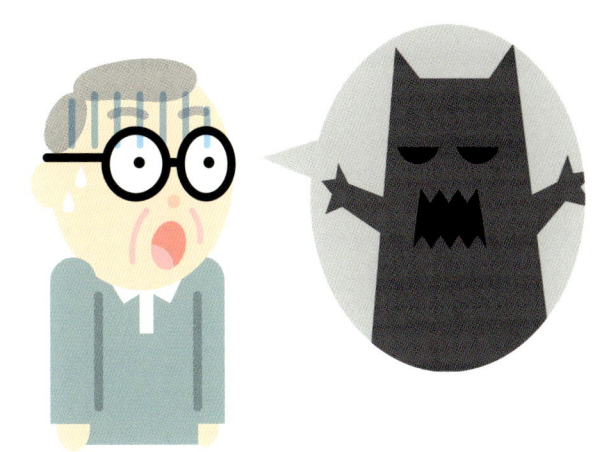

●妄想

主に記憶障害が原因で起こる症状です。自分がどこかに置き忘れたものを「盗まれた」と思い込み、身近な人を「犯人」に仕立てて疑いの目を向ける「物盗られ妄想」はその代表です。

●誤認

鏡に映った自分を「これは私ではない」と言ったり、テレビドラマを実際にあったことのように信じたり、配偶者が浮気をしていると訴えたりする症状です。

●仮性作業

周囲の人からは目的のない動作に見えても、本人にはなにか意味があるような行為を繰り返します。タンスにしまってある服を取り出し、畳み直してしまい、また取り出しては畳み直すといった症状です。

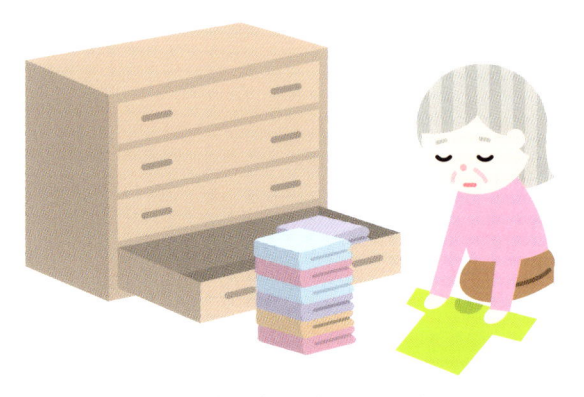

●過食・拒食・異食

過食は、食事をしたことを忘れたり、満腹中枢（食欲を調節する神経）の働きが悪くなり、満腹感が得られずに食事をたくさん食べたりすることです。

拒食は、自発性や意欲の低下（アパシーといいます）によって食べる意欲が失われる、失行によって箸やスプーンの使い方がわからなくなるといった原因のほか、ものが飲み込みにくくなる、味を感じにくくなるなど、身体的な変化によっても引き起こされます。

異食は、食べ物と食べ物ではないものの区別がつかなくなり、なんでも口に入れてしまう症状です。紙幣や観葉植物の葉などを食べるほか、自分の大便を口にすることもあります。

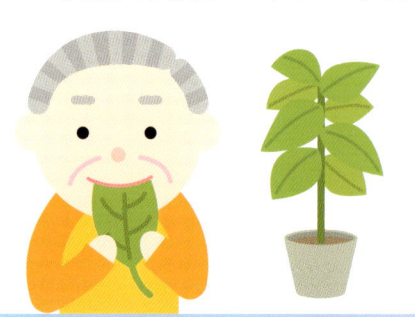

●失禁

小便や大便をしたいという便意に気づかないことがあり、気づいたときにはもらしてしまっています。トイレの場所がわからなくなっていることも原因かもしれません。

失禁を責めると「弄便」（自分の便をいじること）をする可能性があるため注意が必要です。

●不潔行為

顔を洗わない、歯を磨かない、お風呂に入らないなどに加えて、自分の大便を手でこねたり、小便を撒き散らしたりする弄便の症状が現れることもあります。失禁をしたショックやおむつの不快感などが原因で引き起こされることもあります。

続いて、心理症状には次のようなものがあります。

●不安・焦燥

認知症になると、できないことが増えて日常生活に支障をきたします。そのため、なにもできなくなるのではないかと不安に駆られ、あせる気持ちが生まれて、まわりの人に不満を漏らしたり、抑うつ状態に陥ったりします。

●心気・抑うつ

心気とは、自分が重い病気であると心配しすぎて、まわりの人に不安を訴える症状です。また、抑うつは気分が落ち込み、喜びを感じられなくなることです。

心気や抑うつになると、ふさぎ込み、部屋に閉じこもりがちになります。なお、「抑うつ」と「うつ」は同じ意味で、病名ではなく状態を表した言葉です。

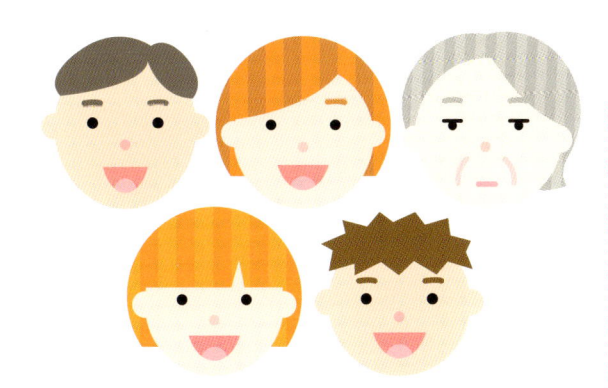

●情緒の欠如

情緒とは、喜びや悲しみ、怒り、不安、驚きといった心の動きのことです。認知症になると、そうした感情がコントロールできなくなるほか、感情そのものが現れなくなる場合もあります。

●アパシー

自発性や意欲が低下した状態を「アパシー」といいます。なにかしようという意欲が起こらず、まわりの人や物事に興味や関心を示さなくなり、無気力でぼーっとした表情で日々を過ごします。

自分自身のことでさえ面倒くさくなり、生きていくために必要な食事、入浴、歯磨きなどもしなくなります。

●せん妄

「せん妄」は認知症とは別の病気で、一過性の軽い意識障害ですが、認知症の人も体調不良や環境の変化をきっかけに、会話がかみ合わない、元気がなくなる、興奮する、幻視を見るといったせん妄の症状が現れることがあります。自分が置かれた状況が理解できなくなり、点滴中にチューブを抜くこともあります。

●依存

認知症による不安やあせり、恐怖感から、誰かを頼りにしようと強く思うようになります。自分のことを気にしてほしい、助けてほしい、そばにいて甘えたいという欲求が強くなる症状です。

●収集癖

孤独や不安な気持ちを解消しようとして、物を収集することがあります。大事なものだと思い込んで保管したり、非常時に必要になるからと集めたりしている場合もあります。ほかの人には不要なものに見えても、本人にとっては大事なものなのです。

●睡眠障害

認知症になると室内で過ごす時間が長くなるため、生活パターンや体内時計の調節がうまくいかなくなったり、睡眠を促すホルモン「メラトニン」の分泌が減ったりすることで引き起こされます。

睡眠障害には、寝つきが悪い、夜中に目が覚める、早朝のうちに目が覚めるなどの症状があります。夜に良質な睡眠をとれないと、日中に居眠りし、夜に目が覚めてしまうという「昼夜逆転」が起こります。

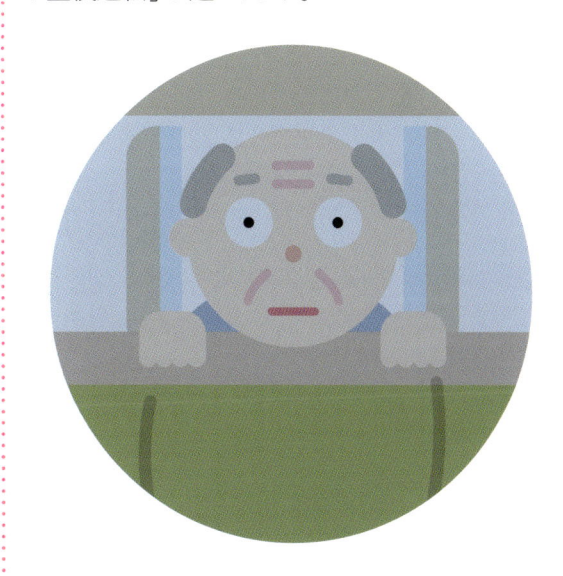

これらの周辺症状が現れた人と向き合うときに大切なのは、その人の気持ちの混乱や不安を理解しようとすることです。頭ごなしに否定したり、叱ったり、やめさせようとするのは逆効果です。

症状の分類や呼び方は ほかにもいろいろあります

認知症によって現れる中核症状を、この本では「日本神経学会」の分類に従って7つ（全般性注意障害、遂行機能障害、記憶障害、失語、視空間認知障害、失行、社会的認知の障害）に分けて解説しました（28ページ）。

ただし、分類の仕方や用語は学説や立場によって違いがあり、次のような用語が使われる場合もあります。

●実行機能障害

なにかをする前に計画を立て、順序よく、効率よく進めることができなくなる症状です。たとえば料理をしようとしても、途中で手順がわからなくなり、手が止まってしまうことがあります。また、2つ以上のことを同時に行うのが難しく、予期しないことが起こるとパニックになる場合もあります。

これらは遂行機能障害とほぼ同じ症状です。

●見当識障害

「見当識」とは、今が何時か、今日が何曜日か、自分がどこにいるのかなど、「いつ」「どこで」を把握（理解）していることです。それができなくなるのが見当識障害です。

日時がわからなくなることで季節を間違え、夏に厚いセーターを着て外出することもあります。また、場所に関しては、旅行先を友人の家と間違える、1年前に転居したのにまだ元の土地にいると勘違いする、といったことがあります。

これらは、この本で解説した記憶障害の症状にあたります。

●失認

「失認」は、自分が感知しているものを認識できない症状を広く表す言葉です。見えているのにそれがなにかわからないことを「視覚失認」といい、聞こえているのになんの音がわからないことを「聴覚失認」といいます。この本で解説した視空間認知障害も失認の一つです。

ペットボトルのお茶を例に失認とほかの症状を比べると、目の前にあるボトルを見て「これはなに？」と思うのが失認（視覚失認）、わかっているのに「ペットボトルのお茶」という言葉が出てこないのが失語、手に不自由がないのにボトルのふたを開けられないのが失行、自動販売機でうまく買えないのが実行機能障害（この本では遂行機能障害）といえます。

●理解力・判断力の障害

物事を理解するのに長い時間がかかる、目に見えないものが理解できないというように、理解力が低下することや、お金を払わずに物を取る、赤信号の横断歩道を渡るなど、善悪や状況の判断ができなくなることです。

この本で解説した社会的認知の障害に含まれます。

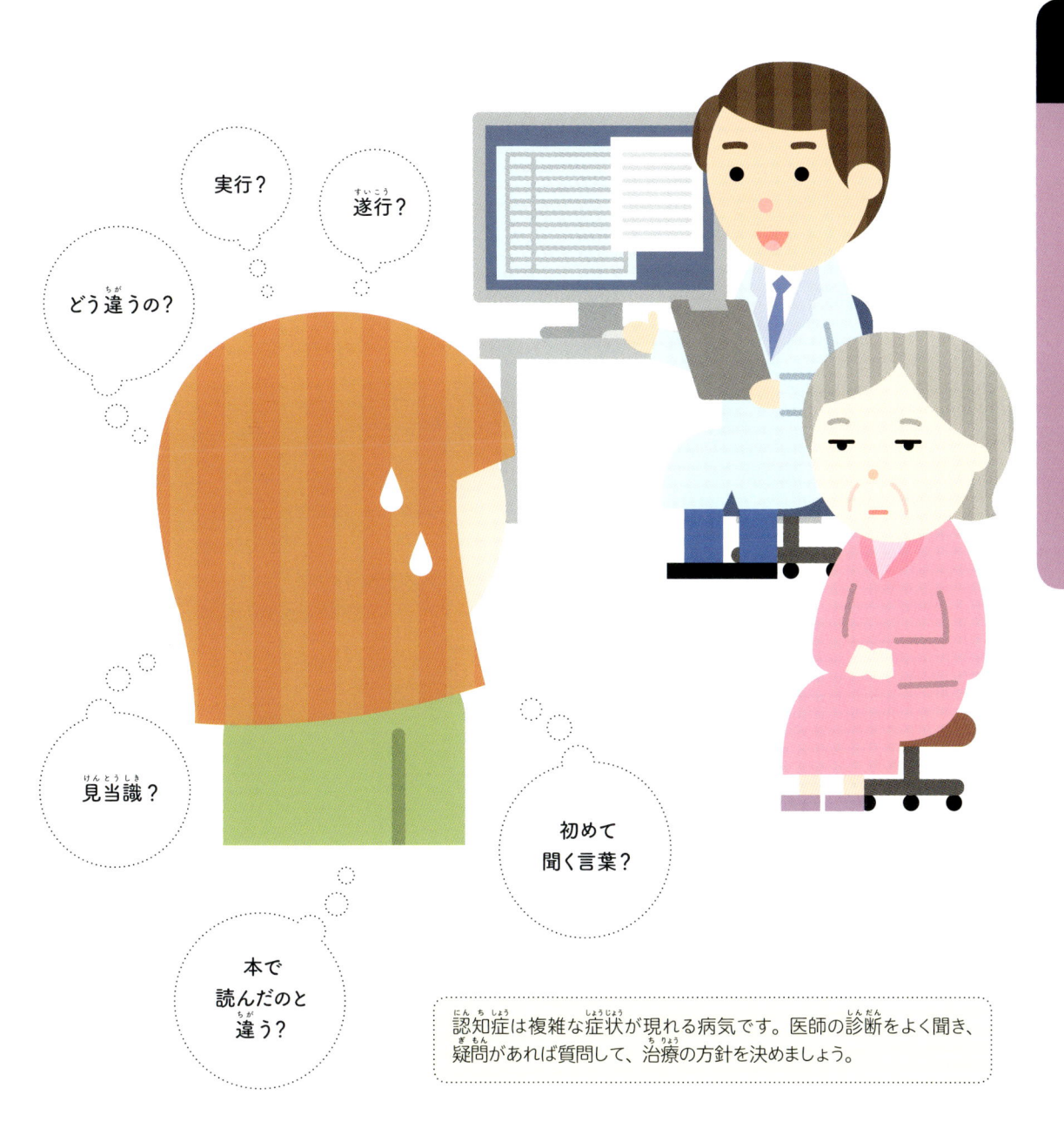

実行？

遂行？

どう違うの？

見当識？

初めて
聞く言葉？

本で
読んだのと
違う？

認知症は複雑な症状が現れる病気です。医師の診断をよく聞き、疑問があれば質問して、治療の方針を決めましょう。

このように、中核症状に複数の分類や用語があるほか、同じ周辺症状を別の用語で表すケースもよくあります。

これは認知症がそれだけ複雑で、広く多様な症状が出る病気であることの現れといえます。分類や用語の違いは、その複雑な認知症をどういう方向から見るかの違いであり、「どれが正しい」というようなものではありません。また分類も用語も、新しい知見（研究などで得られた知識や情報）が追加されるなどして、時とともに変化します。

そうした中、医師は患者の状態を専門的に診た上で、本人や周囲の人にわかりやすい言葉を選んで病状や治療方法を説明します。ですから、「あの本ではこうだった」「ネットにはこう書いてあった」といったことに、あまりこだわる必要はありません。その上で疑問があれば、医師に遠慮なく質問しましょう。

高齢者だけの病気ではありません。
比較的若い人も認知症になります

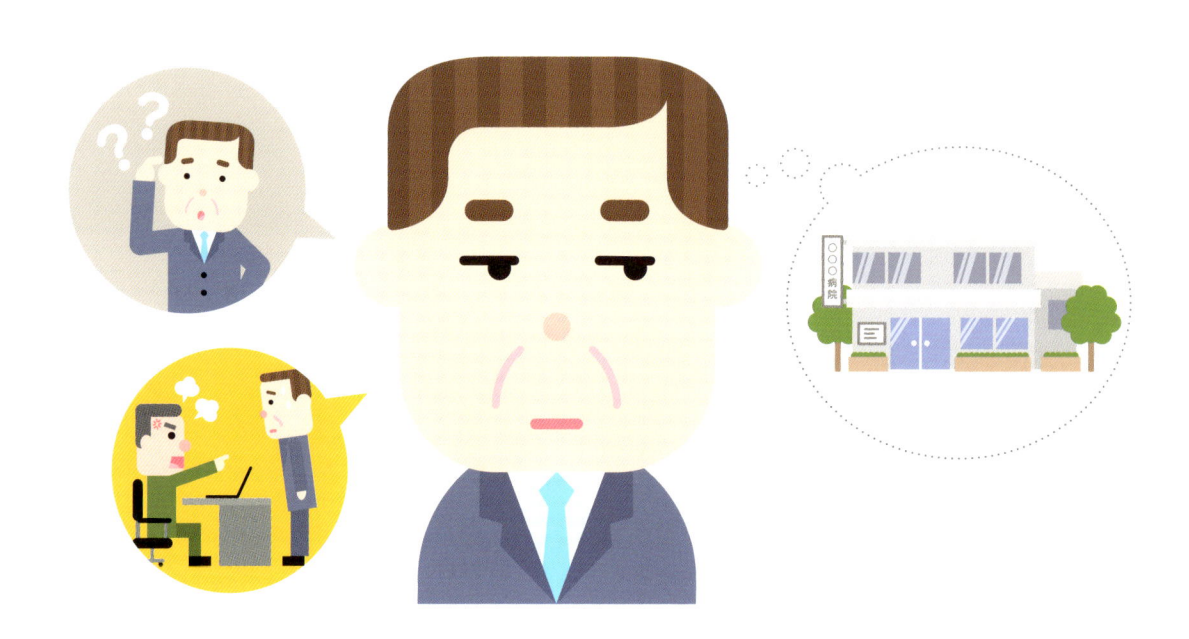

認知症は高齢者がなる病気だと思っている人は多いでしょう。ところが、65歳未満で発症する「若年性認知症」という認知症にかかる人が、厚生労働省の推計（計算によって導き出した数値）で全国に3万5700人いる（2018年）とされています。

若年性認知症の発症年齢は平均51.3歳ですが、全体の約3割は50歳未満で発症しています。認知症の症状に気づいたきっかけは、「もの忘れ」「仕事や家事などのミス」「怒りっぽくなった」「何事にもやる気がなくなった」といった症状が現れたからというアンケート結果があります。

ただ、40代や50代はまだ若く、働き盛りの年代で毎日多忙（とても忙しいこと）でもあるため、家族や職場の仲間から症状を指摘されても、本人はまさかそれが認知症のせいだとは思わず、病院に行かなかったり、受診しても更年期障害などほかの病気と診断されたりして、そのまま時間が過ぎていくケースも少なくありません。40代、50代であっても、心当たりがあれば「認知症かもしれない」と疑い、早期受診と早期治療を心がけましょう。

なお、高齢者の認知症には女性の患者が多いのに対して、若年性認知症は男性の患者が多いのが特徴です。また若年性認知症の種類は血管性認知症が最も多く、次いで多いのがアルツハイマー型認知症です。まれに18歳か

若年性認知症と診断されたら職場の上司や人事担当者に相談し、本人にとってよりよい方法を探しましょう。

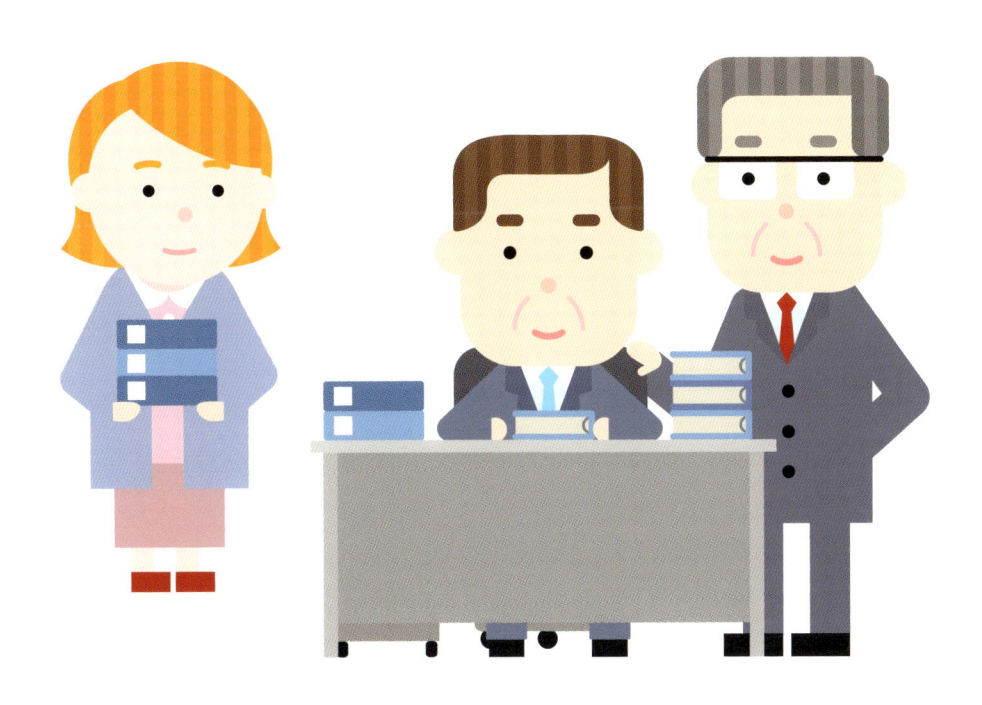

ら20歳代という若さで発症する人もいます。

若年性認知症になると仕事に支障が出るようになるため、その人の存在が職場で問題になることが予想されます。会社や自治体などに勤めている人は、上司や人事担当者に相談し、認知症をケアしながら働ける部署に配置転換してもらい、障害者雇用枠の社員・職員として働き続けることも視野に入れる必要があります。

自営業や個人事業主、フリーランスの人は取引先に若年性認知症であることの理解を求めることが不可欠（欠かせないこと）ですが、それは簡単ではないかもしれません。

会社員であっても、フリーランスであって

も、認知症の発症後、約7割の人が「収入が減った」と答えているように、経済的に困窮（困り苦しむこと）する可能性があります。まだ年若い子どもがいる家庭も多く、子どもの教育や結婚のこと、住宅ローンの支払いなど、人生に必要な資金や家族の将来について不安になるのは当然です。

若年性認知症に関する相談窓口や、生活を支えるための制度や支援を利用しながら、自分に合った、よりよい働き方や暮らし方を考える必要があります。

「認知症かも？」と思ったら

「かかりつけ医」か 専門医のいる医療機関に相談を

認知症は進行性の病気ですが、早く受診し、原因を見つけ、適切な対応を取ることで進行を遅らせることができます。「認知症かもしれない」と思い当たる症状が出てきたら、できるだけ早く受診しましょう。

このとき、最初に相談する医療機関として好ましいのは「かかりつけ医」、つまり風邪をひいたときなどに診てもらう「いつもの病院、いつもの先生」です。

かかりつけ医は本人の病歴や健康状態、生活習慣をよく理解しています。もし認知症が疑われて専門の医療機関を紹介してもらうことになっても、かかりつけ医は本人の医療情報や服薬（薬を飲むこと）の状況を紹介先に正確に伝えることができるので、紹介先は認知症の背景にある病気も含めて検討しやすくな

ります。また認知症と診断された場合、地域で医療・保健・福祉サービスを受けるときに、かかりつけ医の存在は重要になります。

受診時に注意が必要なのは、本人が病院に行くのをいやがる場合があるということです。自分自身でうすうす「認知症かもしれない」と気づいていたとしても、改めて医師から認知症と診断されるのは怖いものです。

こういうケースでも、受診先がいつも通っているかかりつけ医ならば抵抗も少ないはずです。たとえば家族が、「健康診断の一環として検査を受けましょう」「大きな病気がないか調べてみては？」などと促すと、本人も受診する気になってくれるかもしれません。このとき、認知症のような症状があることを事前にかかりつけ医に伝えておけば、医師も診察しやすく

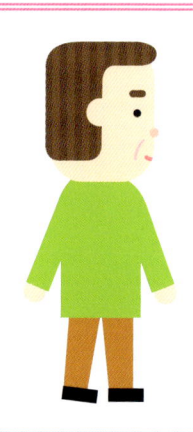

まずは「かかりつけ医」に相談を

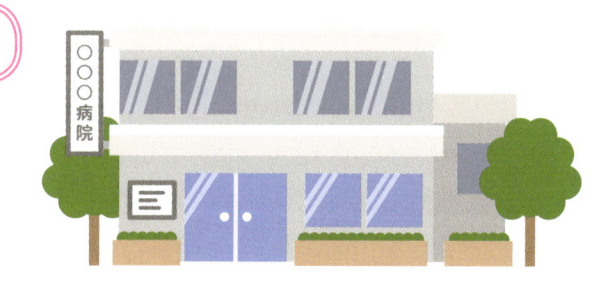

風邪をひいたときや体調が悪いときに診てもらう「いつもの病院、いつもの先生」は、認知症治療の入り口にもなる頼もしい存在です。

どこに相談しても連携により適切な医療機関にたどり着く

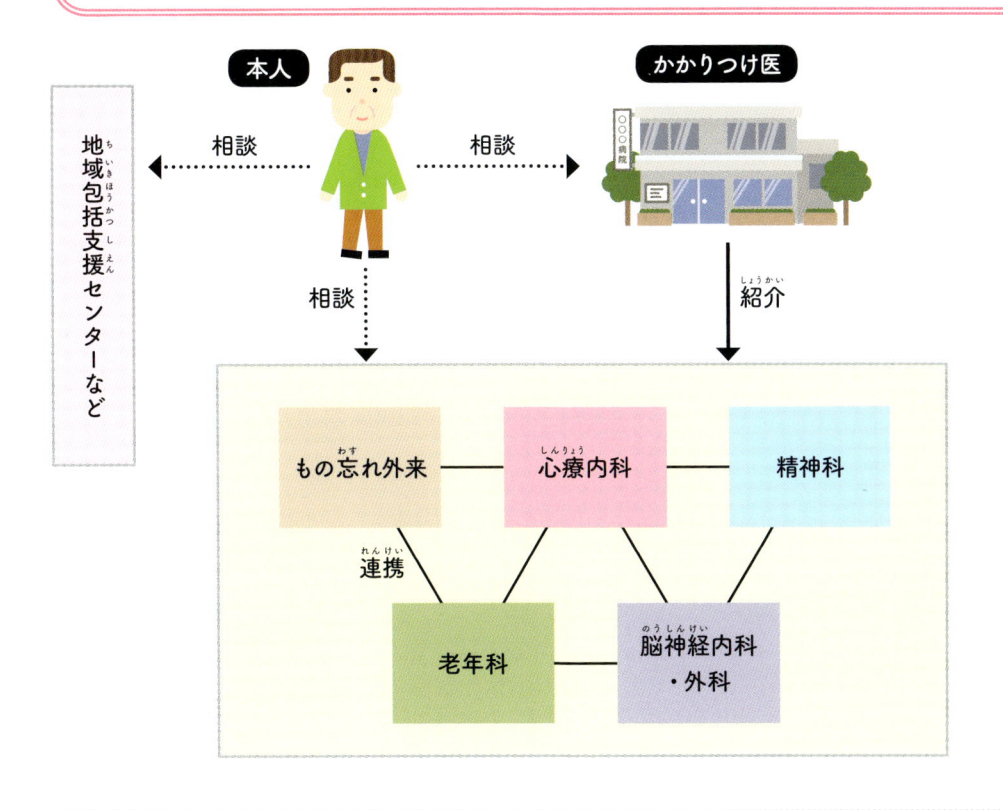

かかりつけ医がなく初めての病院にかかる場合も、診断によっては適切な病院や診療科を紹介してもらえるので、心配する必要はありません。地域包括支援センターに相談するのも、適切な治療のための早道です。

なるでしょう。

　診察を終え、かかりつけ医が認知症の疑いがあると判断した場合は、専門の医療機関を紹介してもらい、詳しい検査を行います。「精神科」「心療内科」「脳神経内科・外科」「老年科」、または「もの忘れ外来」が紹介の対象になります。

　かかりつけ医がいない場合は、それらの診療科を探して受診するのが早道ですが、すべての病院に認知症の専門医がいるとは限りません。あらかじめ「認知症を診察しているか」「認知症を専門とする医師がいるか」を確かめてから受診しましょう。

　受診先を探すときの糸口になるのが、認知症の相談を広く受け付けている「もの忘れ外来」です。これは独立した診療科ではなく、「もの忘れや認知症を専門とする医師・病院が開いている外来」の呼び名で、総合病院や大学病院が開いていることもあれば、開業医が行っている場合もあります。

　多くが予約制で、認知症の専門医が話を聞き（家族同伴が必要な場合もあります）、ペーパーテストや機器による検査、血液検査などを行って診断します。何科に行けばよいか迷った場合は、もの忘れ外来を受診するのがよいでしょう。

　また、各都道府県に設置されている「認知症疾患医療センター」や「地域包括支援センター」に相談することも有効な方法です（110ページ）。

頭部MRIや頭部CTなどの画像撮影、神経心理検査などを行います

認知症の診断を行っている医療機関に行くと、次のような検査が行われます。

●問診

医師が本人に症状や病歴を尋ねます。直接話すことで、本人の記憶力や話の理解力などを探ります。

尋ねる内容は、「どんな症状が出ているか」「それに気づいたのはいつ頃で、どんなきっかけか」「どんなことに困っているか。生活に支障があるか」「これまでの病歴」などです。

また、認知症が疑われる場合、本人だけでは正確な状態を把握するのが難しいので、一緒に暮らしている家族に答えてもらうこともあります。

●神経心理検査

「今日は何月何日か」「今いる場所はどこか」などの簡単な質問や、字を読む、図形を描くといった単純な作業を行い、その正確さやスピードをチェックします。

●神経学的診察

認知症の原因となる病気には、運動障害など、体の動きに変化が現れるものもあります。動作が遅い、歩行が不安定であるといったパーキンソン症状や、麻痺や感覚障害などが起こる脳血管障害を患っていないかどうかなどを調べます。

●血液検査

甲状腺ホルモンの異常、ビタミンなど栄養素の異常、肝臓病などによる代謝の異常や、梅毒などの感染症といった原因で認知機能が低下することがあるので、そうした異常の有無を血液検査によって調べます。

また、認知症の原因となる病気や、似たような症状を引き起こす病気があるかないかを

神経心理検査

簡単な質問によって、基本的な知的機能や実行機能などがどういう状態にあるのかを調べます。短時間で終わる検査です。

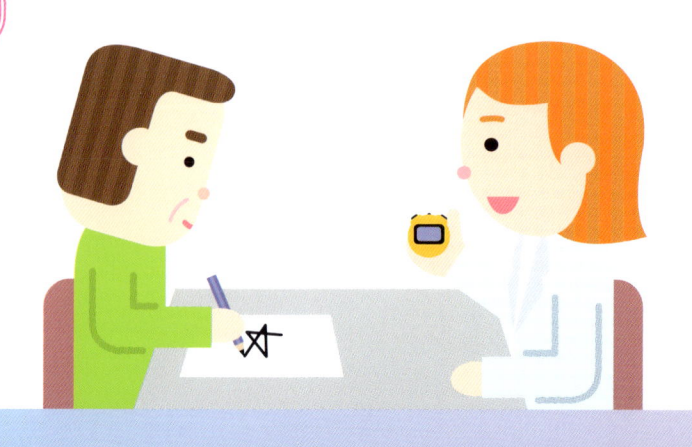

確認するための内科的診察も行います。

●画像検査

脳の形や状態を撮影し、その画像を調べます。放射線を使って脳の断面図を撮影する「頭部CT検査」、磁気と電波を使って脳の内部を撮影する「頭部MRI検査」などの方法で、脳が萎縮していないか、脳梗塞や出血がないか、脳腫瘍や慢性硬膜下血腫、正常圧水頭症を発症していないかどうかなどを調べます。これらの病気が認知症の原因だった場合、治療によって認知症の症状が治り、回復する可能性があります。

また、脳の働きが低下している部分は血流が遅くなるので、微量の放射線を出す検査薬を投与（薬を与えること）して行う「SPECT検査」で脳の血流を調べることもあります。血流の低下は脳の萎縮が起こる前から見られるため、認知症の早期発見に役立ちます。このほか、脳の代謝の異常を調べる「PET検査」が

行われることもあります。

●脳脊髄検査

腰から針を刺して脳脊髄液を取り出し、成分を検査します。脳脊髄液に含まれるアミロイドβやタウの量を測ることで、アルツハイマー型認知症かどうかを診断します。

病院ではこれらの検査をすべて行うわけではなく、症状や問診の内容に基づいて、必要な検査を行います。医師は、問診や検査の結果を総合的に判断して、認知症かそうではないか、また認知症であったらどのタイプの認知症なのかを診断します。また診断に基づき、その後の治療方針を検討します。

なお、医師の診断に不安を感じたり、より多くの情報を集めて治療方針を考えたい場合は、セカンドオピニオン（主治医以外の専門家に相談したり、別の病院を受診したりすること）を考えてもよいでしょう。

| 画像検査 | 医療機器を利用して脳の状態を画像にします。特に、脳の血流が滞っている場所があるかどうかがわかるSPECT検査は認知症の早期発見に有効です。 |

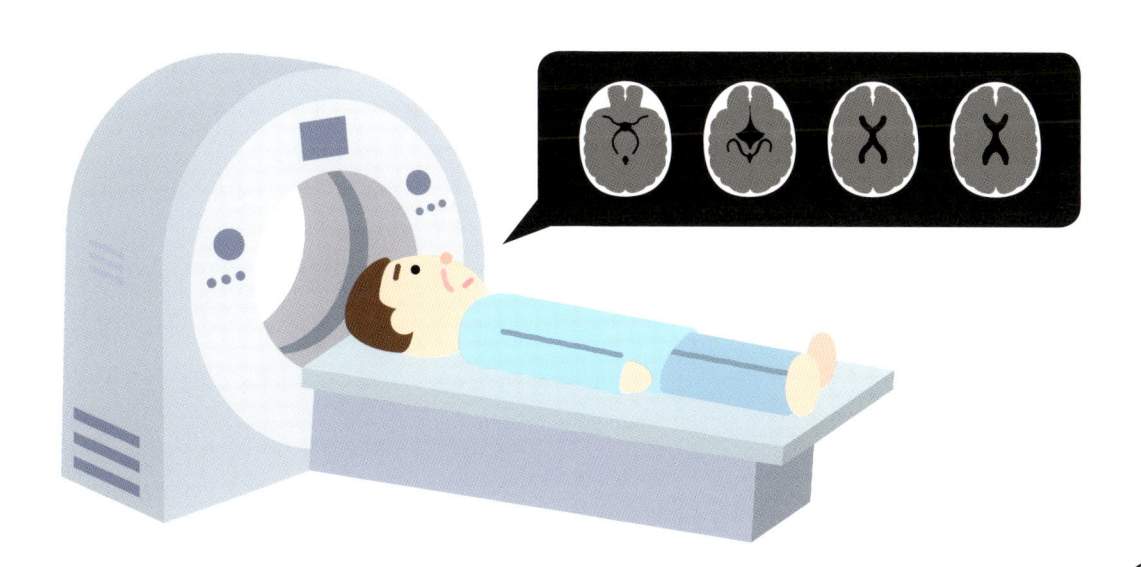

認知症に効く薬があります。
新薬の開発も進んでいます

認知症を根本的に治す方法はまだありませんが、薬の投与（薬を与えること）やリハビリテーションによって、病気の進行や症状の悪化を遅らせることはできます。

それによって、日常生活を送る上での支障が急激に増すこともなく、その人らしい生活をより長く送ることが可能になります。認知症の人を介護する家族の負担を軽くすることにもつながります。

中でも薬の投与は認知症の代表的な治療方法です。これまでに4種類の薬が、日本の医療保険制度（健康保険）の対象として活用されてきました。それぞれがどのような薬なのか、知っておきましょう。

●アリセプト

アルツハイマー型認知症の、軽度から高度の症状を持つ人のための薬で、主成分を表す一般名は「ドネペジル塩酸塩」です。レビー小体型認知症の治療にも用いられています。

これらの認知症では、記憶の保存、集中、覚醒などの作用がある神経伝達物質「アセチルコリン」が少なくなります。この薬は、アセチルコリンを分解する酵素「アセチルコリンエステラーゼ」の働きを阻害する（邪魔する）ことで分解を抑え、アセチルコリンの減少を止めて脳の情報伝達をスムーズにしようとするものです。記憶障害を緩和（やわらげること）する効果も期待できます。

その反面、アリセプトの服用（薬を飲むこと）

によって吐き気、嘔吐、食欲不振、下痢、興奮などの副作用が出ることがあります。また、突然暴れたり、幻視を見る「せん妄」が引き起こされたりする可能性がありますが、意欲が低下している人の活気が戻ることもあります。

なお、アリセプトにはアリドネパッチという貼り薬もあります。

●レミニール

アルツハイマー型認知症の軽度から中等度の症状を持つ人のための薬で、一般名は「ガランタミン臭化水素酸塩」です。

アリセプトと同じように、アセチルコリンエステラーゼの働きを抑えることで、脳の情報伝達をスムーズにする効果があり、記憶障害などの症状を抑えることができます。ただし服用によって吐き気や嘔吐などの副作用も見られます。

●イクセロンパッチ、リバスタッチパッチ

アルツハイマー型認知症の軽度から中等度の人が貼り薬として用います。一般名はともに「リバスチグミン」です。

これも、アセチルコリンエステラーゼの働きを阻害して、脳の情報伝達をスムーズにします。貼り薬なので、飲み込む力が弱くなった人にも使えるほか、薬を飲みたがらない人にも使いやすいというメリットがあります。ただし痒みや発疹が出ることがあります。

認知症の原因に働きかける薬もできた

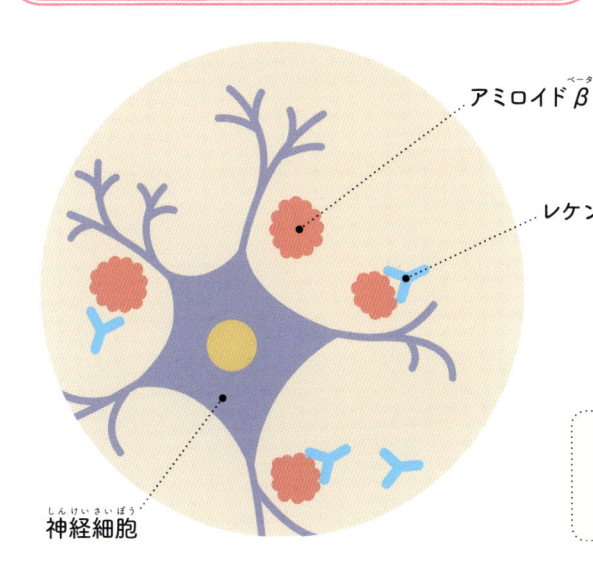

アミロイドβ

レケンビ

神経細胞

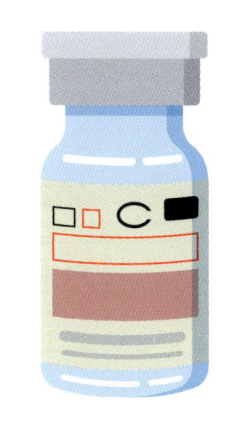

レケンビやケサンラは認知症の原因に直接働きかける薬である点が画期的（今までになく、新しいこと）です。今後が期待されます。

●メマリー

脳には神経細胞を興奮させる「グルタミン酸」という神経伝達物質があり、その量が増えると、グルタミン酸を受け取る「NMDA受容体」が必要以上に活性化し、神経細胞を傷つけ、記憶障害が引き起こされます。

認知症の人はグルタミン酸の分泌が過剰（多すぎて余ること）になっていますが、その働きを抑える効果があるのがこの薬です。一般名は「メマンチン塩酸塩」です。

アルツハイマー型認知症の中等度以上の人に用いられる場合が多く、物盗られ妄想や興奮といった症状が現れる人に処方（医師が薬の調合を指示すること）されます。服用によって興奮症状が抑えられ、気持ちが落ち着きますが、めまいや眠気などの副作用が報告されています。

●レケンビ、ケサンラ

以上の4種類に加えて、2023年に「レケンビ」（一般名はレカネマブ）という、アルツハイマー型認知症の新薬の医療保険適用が承認（正当だと認めること）されました。軽度認知障害（MCI）または軽度の認知症の人が対象で、2週間に1回通院し、点滴によって投与します。

レケンビの大きな特徴は、前記4種類の薬が認知症の症状を改善する薬であるのに対し、認知症の根本的なメカニズムに働きかけることです。脳の中からアルツハイマー型認知症の原因であるアミロイドβを取り除き、病気の進行を遅らせるのです。

これまでにない仕組みを持った新薬の登場に期待が高まる一方で、脳の出血や「むくみ」などの副作用があることや、薬価が体重50キログラムの人で年間298万円と高額であることが課題としてあります。

さらに、2024年には「ケサンラ」（一般名はドナネマブ）というアルツハイマー型認知症の新薬も製造販売が承認されました。レケンビと同様の点滴薬で、症状の進行を遅らせる効果が確認されています。

現在、ほとんどの認知症は完治させられませんが、薬を使った認知症の治療はこれからもっと進歩を続け、「治る病気」に近づいていくことでしょう。

さまざまな非薬物療法によって生活の質を維持できます

薬を使わない非薬物療法は認知症を根本的に治療するものではありませんが、さまざまな方法で脳に刺激を与えて活性化させることで、残っている認知機能を維持（同じ状態を保つこと）・回復させ、不安や無気力、うつ症状などの周辺症状を抑える効果が期待されます。

本人の好みや向き不向きに合わせ、できるだけ楽しみながら、無理のない程度に行ってください。自分らしい時間を過ごすことで、生活の質を維持し、高めることができるでしょう。

さまざまな非薬物療法がある中で、代表的ないくつかを紹介します。

●回想法

認知症の人は、直前の出来事を思い出せなくても、昔の記憶なら思い出せることがあります。若い頃の楽しい出来事、苦労話や自慢話を思い出して、人に話したり、共感しながら聞いたりすることで、脳を刺激し、心の安定を図ります。

自分のことをいきいきと話すことが自信を取り戻すきっかけになり、生活に活気が出るようになります。

●リハビリテーション

手先や指先を使う細かい作業や、ゲーム、パズル、計算ドリル、漢字の書き取りなどをすることで脳を刺激し、認知機能を改善します。自分の名前や今いる場所、今の時間などの質問に答える「リアリティ・オリエンテーション」

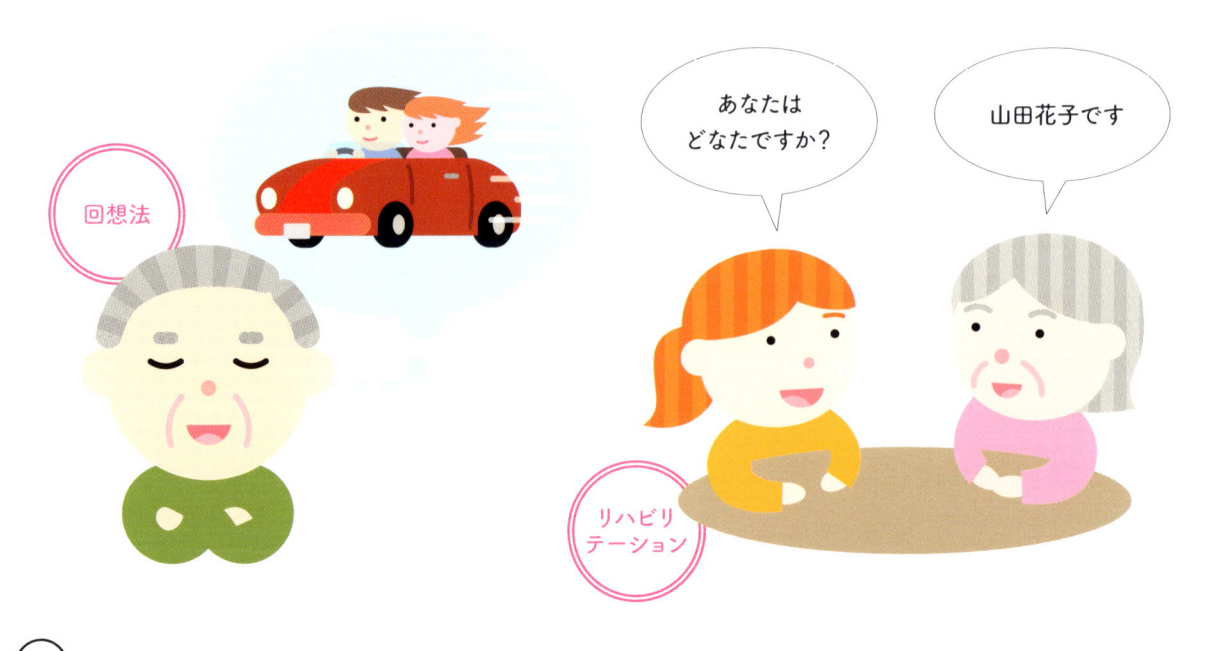

回想法

リハビリテーション

あなたはどなたですか？

山田花子です

も認知能力の維持・回復の効果があるとされています。

また、料理やあとかたづけをする、掃除を手伝う、洗濯物をたたむ、一緒に買い物に出かけるなど、日常生活の中で小さな役割を果たせるようにするのも効果的であると考えられます。生活する能力を維持できるほか、自発性を引き出すことにもつながります。

●運動療法

体操などの有酸素運動を行うことで、心肺機能の低下や筋肉の衰えを防ぎます。体力や身体機能の維持・回復に役立ち、生活の質が保たれます。

また、認知症の人は自宅にひきこもりがちですが、散歩に出かけて自然の風景を目にしたり街の音を耳にしたりすると、脳が刺激され、気分転換になります。

●芸術療法

好きな音楽を聞くことで情緒が豊かになり、リラックスして気持ちが安定することがありま

す。また、歌をうたうことは喉の筋肉の衰え防止に効果があるほか、食べ物や飲み物を飲み込む力の維持にもつながります。

このほか、絵を描く、陶芸をする、折り紙を折るといった活動によって感性を刺激し、脳の活性化を図ります。

●園芸療法

植物に水をやり、土にふれることで気持ちが落ち着くほか、植物を通して季節を感じるため、見当識障害に効果があるといわれています。

また、植物を世話し、その成長を見守ることで、「自分が育てている」という自尊心も生まれます。

●アニマルセラピー

犬や猫などの動物とふれ合うことで、多くの人が癒されます。ストレスが緩和され、感情が豊かになり、笑顔が出ることもあります。生活の意欲が全体的に向上する効果も期待できます。

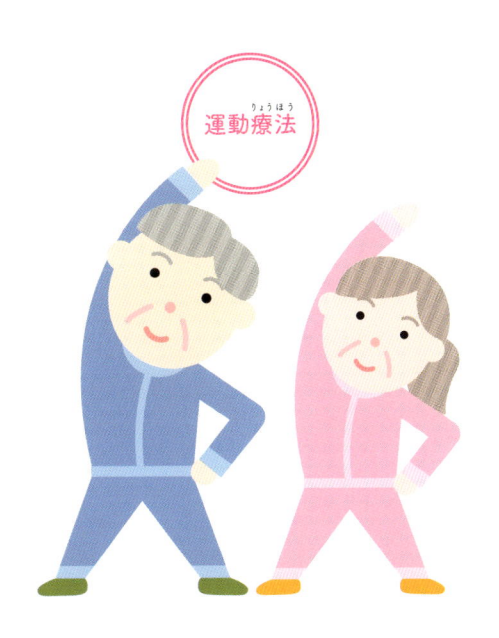

運動療法

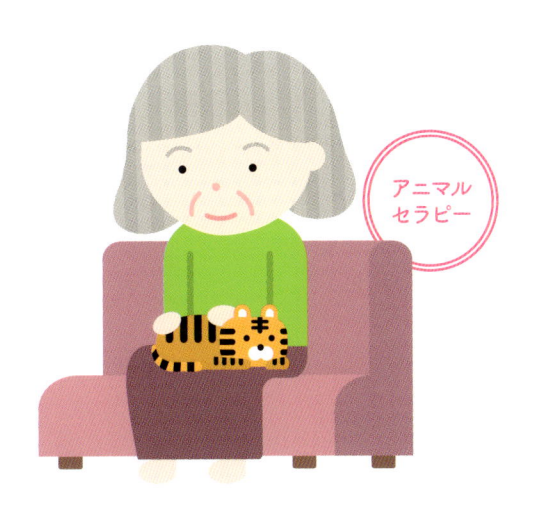

アニマルセラピー

生活習慣病の予防が
認知症の予防にもなります

認知症は生活習慣病と深い関わりがあります。生活習慣病とは、不健康な食事や運動不足、飲酒、喫煙といった生活習慣によって引き起こされる病気のことです。生活習慣を改善し、健康な生活を心がけることで、認知症の発症を抑えることができます。おじいさんやおばあさん、お父さんやお母さんに、このページの内容をぜひ教えてあげてください。

まず食事では、脂肪の摂りすぎは肥満や動脈硬化につながるため注意が必要です。動脈硬化は動脈の血管が硬くなって弾力がなくなる病気で、脳梗塞を引き起こします。脳の血管が詰まり、酸素や栄養が届かなくなった神経細胞が死滅し、認知症を発症させるので

醤油やソースは「かける」のではなく「つける」

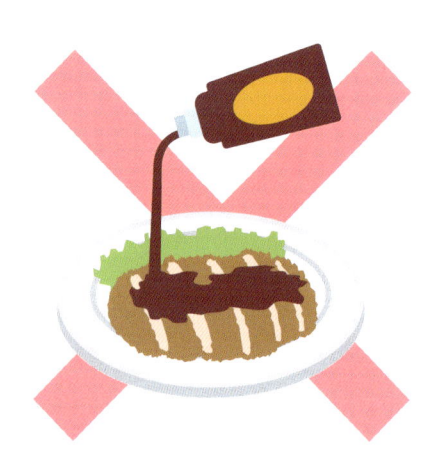

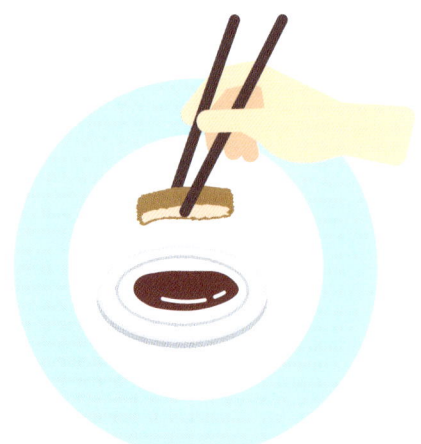

お酒の飲みすぎとたばこはNG！

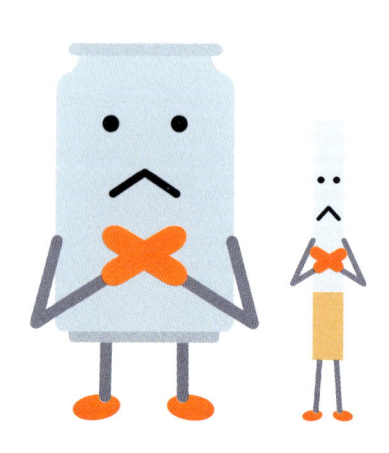

す。肉よりも魚というように、脂肪の少ない食材を選ぶことが大事です。

さらに、茹でる、焼く、揚げるなど調理の仕方によっても油の摂取量は変わり、特に揚げ物は油の量が多くなります。揚げ物は食べる回数や分量に気をつけて、油の摂取量を減らすよう心がけましょう。

また、食塩の摂りすぎは高血圧の原因になり、やはり動脈硬化を引き起こします。たとえば食べ物に醤油やソースを「かける」のではなく、「つける」ようにして食べることで、食塩の量を減らすことができます。

食塩が多く含まれている漬物や汁物は食べる回数や分量に気をつけ、麺類のつゆは全部飲まないようにするのも効果的です。また、味付けを食塩ばかりに頼るのではなく、カツオや昆布、椎茸などの「だし」のうまみを利かせて食べ、酢やショウガ、ワサビや胡椒などの酸味や香味を上手に使って味を補うようにすれば、食塩の量を減らすことができるでしょう。

お酒の飲みすぎは、肝障害、脂質異常症、高血圧症などの原因になります。また喫煙は肺疾患、高血圧症、心筋梗塞、脳梗塞、脳出血、くも膜下出血、がんなどの原因になります。病気によっては認知症を引き起こすリスクが高まります。

みなさんも20歳になったら飲酒や喫煙が許されますが、特にたばこは「百害あって一利なし」ともいわれます。なるべく吸わないようにしましょう。

運動不足の人は消費エネルギーが少ないため、内臓脂肪がついた肥満になりやすく、それによって高血圧症、糖尿病、脂質異常症などの病気になる確率が高くなり、認知症を引

き起こす原因になります。認知症の予防のためにも、適度な運動を心がけましょう。

また、頭を使う遊びも認知症の予防に効果があるといわれています。早口言葉やしりとり、なぞなぞ、間違い探し、折り紙、囲碁や将棋など、脳に刺激を与える遊びを楽しんでみてはいかがでしょうか。何人かで集まって行えばコミュニケーションを取るためのよい機会にもなるでしょう。

体と頭に適度な刺激を

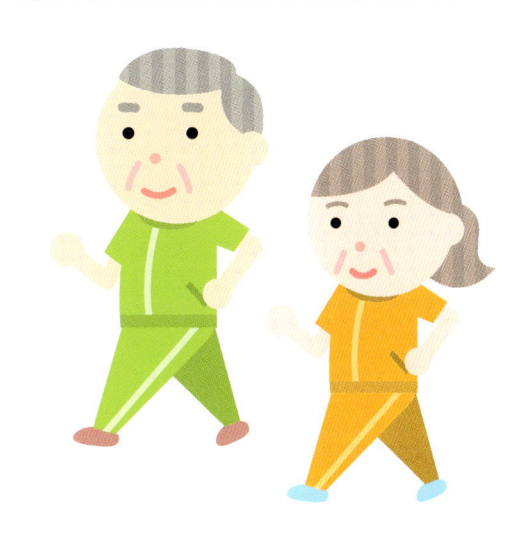

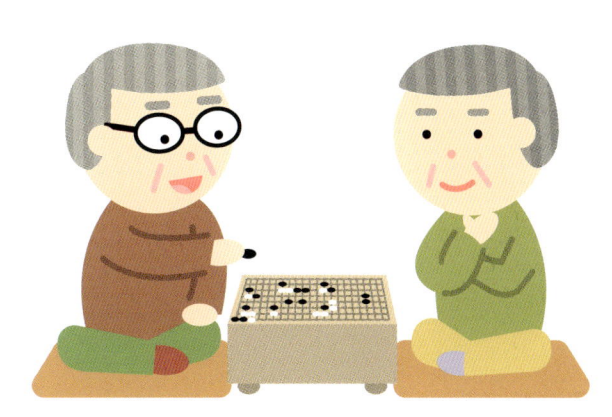

仕事をしながら自宅で生活する人もたくさんいます

認知症になったからといって、介護施設に入らなければいけないということはありません。仕事をしながら自宅で生活をしている人もたくさんいます。

ただ、仕事を続けるには勤務先の理解や支援を受ける必要があるでしょう。認知症になってもできる仕事を、周囲の社員や職員のサポートを得ながら行うというケースが多く見られます。

高齢になって仕事はリタイヤしていても、地域活動にボランティアで参加して、社会のためにも自分のためにもなる、有意義な時間を過ごしている人もいます。これまでと同じように趣味を続けている人もいます。認知症と診断されたからといって悲観的になるのではなく、できる範囲のことを、自分の役割としてやろうという前向きな姿勢で人生を過ごしている人もいます。

住み慣れた自宅で好きなものに囲まれ、なじみのある友人と街に出かけるなどしながら、

職場や地域のサポートが重要

人は地域社会で暮らしています。その人が認知症になったら、家族だけでなく地域で支えることが望まれます。

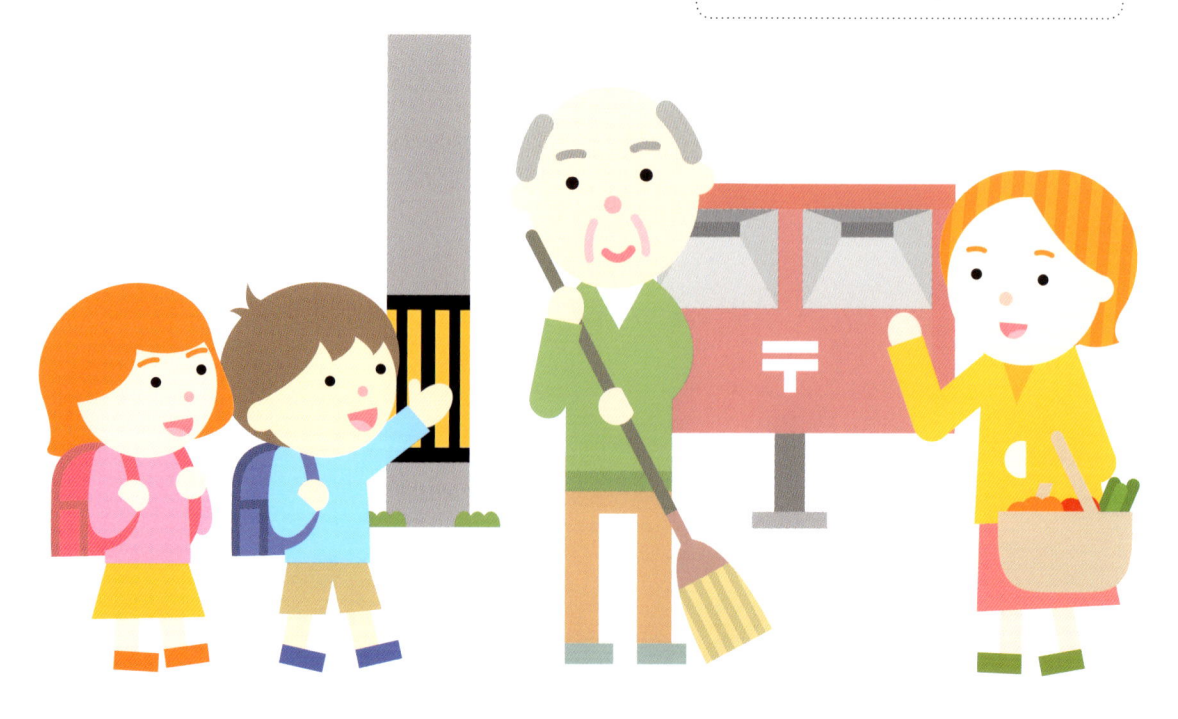

ストレスの少ない安心できる生活を続けることで、認知症の進行が緩やかになる場合もあります。家族や地域の人々に見守られることで、大きな事故を招かずにすむこともあるでしょう。認知症のケアにとって、それまでの生活環境を変えないということは大事なことでもあるのです。

認知症の人が自宅で生活を続けるためには、介護をする人たちの心構えや工夫も大切です。

第一に、健康管理です。認知症になると、規則正しい生活ができなくなり、薬を忘れずに飲む、自分で食事の栄養バランスに配慮するといったことが難しくなります。そのため、介護をする人が健康管理を行って、体調不良や認知症の進行に早めに気づくよう努め、病院に行くときは同行するといったサポートが必要になります。

中核症状や周辺症状に対応することも簡単ではありません。むやみに叱ったり、怒ったり、イライラしたりせず、認知症の人の自尊心を傷つけないように接することが重要です。そうした周囲のサポートがあってこそ、自宅での生活を続けられるのです。

ただ、それも認知症の程度によります。比較的軽度の人なら、仕事をしたり、地域活動に参加したりすることが可能ですが、中等度や重度になってくると、それも難しくなります。仕事や地域活動をやめ、家で過ごす時間が長くなると、家族が介護をするのが大きな負担になります。認知症の症状が進行し、自宅での生活を続けるのが無理だと家族が感じるようになったときには、施設に入ることも考える必要があるかもしれません。

**家族が苦しくなったら
プロの手を借りる**

認知症が進むと、家族による介護が難しくなる場合があります。そうなったら無理をせず、介護のプロがいる施設に相談しましょう。

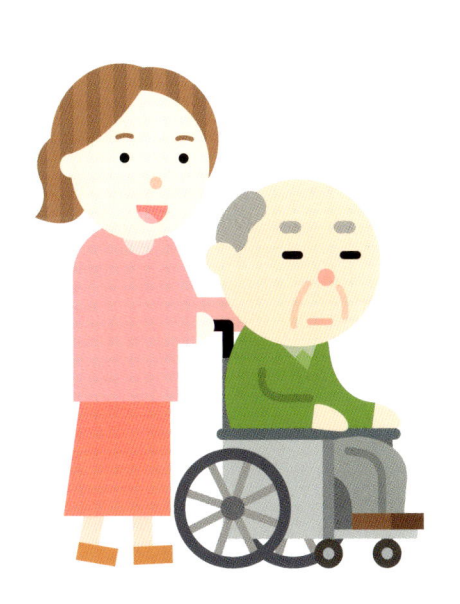

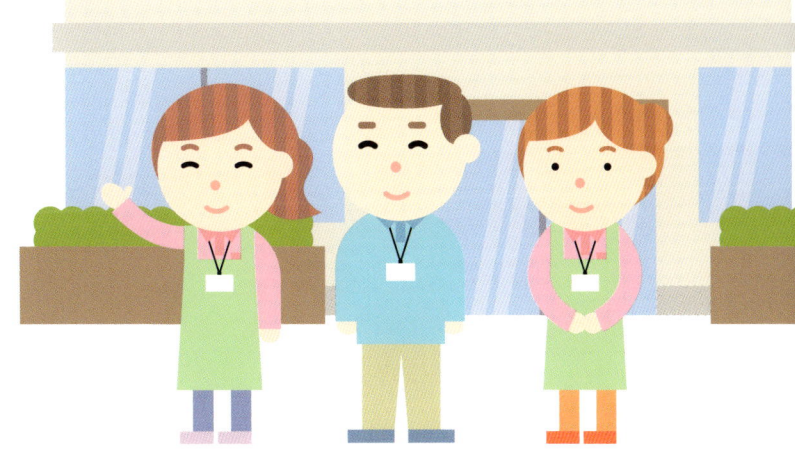

認知症の歴史とパーソン・センタード・ケア

認知症の症状には人々の誤解を招きやすい一面があるため、認知症になった人が医学的・社会的に正しくない扱いを受けた時代もあります。ここでは、そうした時代を経て人々の意識が変化し、「認知症基本法」が成立するまでの歴史を解説します。

認知症は、さまざまな原因で脳の神経細胞の働きが衰え、認知機能が低下し、日常生活に支障をきたすようになる病気です。

認知機能とは、物事を記憶したり、理解したり、判断したり、計算したり、言葉を使ったりする能力のことで、それができなくなってくると認知症と診断されます。

認知症にはアルツハイマー型認知症をはじめ、レビー小体型認知症、血管性認知症など、いくつかの種類があることはここまでのページで解説しました。

ところで、これらの病気がいつから「認知症」と呼ばれるようになったのか知っていますか。10代のみなさんが生まれる前の2004年（平成16年）からです。それまでは「痴呆症」という病名が、大正（1912〜1926年）の頃から長く使われていました。

ただ、みなさんは「痴呆」という呼び方にどのような印象を受けるでしょうか。

1955年（昭和30年）の『広辞苑』（第一版）で「痴呆」を引くと、「ちほう（痴呆）脳の障害のため、精神作用が一部或は全部崩壊・滅失した状態。ばか。あほう。」と説明されています。また、「痴」という字には「愚か」「狂う」という意味があり、「呆」には「ぼんやり」「魂の抜けた」という意味があります。

また、認知症になった人を一般的に「呆け（惚け）」「呆け老人」とも呼んでいて、「年を取っても呆けたくはない」などと日常会話の中でしばしば使われていました。

しかし「痴呆」や「呆け」という言葉は認知症にかかった当事者を軽蔑（ばかにすること）し、プライドを傷つける言葉であるということから、現在の「認知症」に変更されたのです。

では、もっと昔はどうだったかというと、江戸時代から明治（1868〜1912年）の頃、「痴呆」は「狂ノ一種」と、「狂人」として扱われていたことがわかります。

これに対して、明治末期に精神学者の呉秀三が、「狂」の字は避けるべきとの理由で「痴呆」を提唱したという経緯があります。「狂」→「痴呆」→「認知症」と、100年以上かけて呼び名が変わっていったのです。

呼び名が変わった理由としては、「病気の症状を正確に表していない」ことと、「人権の観点からふさわしくない」ことが主に挙げられます。

実際に明治以降しばらくの間は、認知症の人と心の病気（精神疾患）を患った人を区別せずに「精神病者」として扱い、警察の管理下に置く、家族が世話をするよう強制するといったことが起こりました。

そればかりではなく、症状が重度になれば私宅管理といって、家の一部屋や庭の蔵などを檻のように造り替えて閉じ込める「座敷牢」

Person-Centered Care

パーソン

センタード

ケア

人を中心に置いたケア

も行われていました。現代でも、認知症の人が徘徊しないようにと扉に鍵をかけて出られなくすることには、それに近い感覚がないともいえません。

このように、認知症の人は差別や偏見（かたよった見方）の目で見られることが少なくありませんでした。今でも、家のおじいちゃんやおばあちゃんが認知症になったことを恥ずかしいと感じ、近所に隠すといった風潮がなくなったわけではありません。

認知症になった人に「なにもわからない人」「なにもできない人」というレッテルを貼り、食事、排泄、入浴の世話さえしておけば、それ以上のケアや関わりは必要ないという考え方で介護しているケースも見られます。

もちろん、食事、排泄、入浴の世話だけでも簡単ではないのですが、それだけでは十分といえないことは、今という時代を生きるみな

さんならすぐにわかるでしょう。

　今は、認知症になった人を、一人の人間として尊重（尊いものとして重んずること）し、その人の立場に立ったケアを行うべきだという考えが基本になっています。これを「パーソン・センタード・ケア」といいます。パーソン・センタード・ケアは、1980年代末にイギリスの臨床心理学者トム・キットウッドが提唱した考え方です。パーソンは「人」（認知症の人）、センタードは「中心に置いた」という意味です。ケアは「世話」ですが、今は「ケア」のままで通じるでしょう。

　パーソン・センタード・ケアの考え方に基づいて認知症の人と関わると、認知症の人の「本当の姿」が見えてくることがあります。先ほど例に挙げた徘徊もそうです。

　徘徊を辞書で調べると、「どこともなく歩きまわること」「目的もなく、うろうろと歩きまわること」とありますが、実はそうでない場合もあるのです。

　徘徊している人は、昔のことを思い出すままに、勤めていた会社に出勤しようとしたり、保育園に子どもを迎えに行こうとしたりしている場合があります。また、夕食の材料を買いにスーパーに出かけたけれども、道に迷って戻れなくなったというようなケースもあります。つまり、実は目的を持って歩いている人が多いのです。

　もちろん家族は、認知症の人が戻ってこなければ警察に連絡しなければなりませんし、なかなか見つからないときは心配で眠れなくなるなど、大変な思いをするでしょう。それに、近所や地域に迷惑をかけてはいけないという思いがわき上がることもあります。「二度と徘徊はさせない」と、鍵をかけたくなることもあるでしょう。

　けれども、認知症の人は認知症という病気の患者であって、法律で権利が制限された受刑者ではないのですから、出かけたいときに出かける自由は保証されて当然です。

　つまり、「鍵をかけて出かけられなくする」のではなく、「出かけて迷子になっても、みんなで見守り、声をかけ、無事に家まで戻れるようにする」ことができるような、家族や地域の対応と、社会の仕組みが必要であるといえます。これが「パーソン・センタード・ケア」の考え方です。

　認知症の呼び方と同じように、認知症に関する法律や制度も更新（前の状態を改めること）されてきました。

　1963年「老人福祉法」制定、1982年「老人保健法」制定、1989年「高齢者保健福祉推進十か年戦略」（ゴールドプラン）、2000年「介護保険法」施行、2012年「認知症施策推進5か年計画」（オレンジプラン）、2015年「認知症施策推進総合戦略」（新・オレンジプラン）、そして2023年には共生社会の実現を推進するための「認知症基本法」制定と、日本の認知症対策は着実にバージョンアップしています。

　ただし、呼び名や法律・制度といった「外側」をバージョンアップさせたからといって、それだけで社会が根底から変わるわけではありません。より重要なのは、認知症の人に対する一人ひとりの思いやりや行動といった、「内側」からの意識の変革（変え改めること）です。それが、みんなが暮らしやすい社会をつくる駆動力になっていくのです。

　認知症の人に対する思いやりとはなにか、どんな行動を取ればよいのか、ぜひ日頃から考え、実践してみてください。

法律や制度の歩み

1963年（昭和38年）
老人福祉法
高齢者に対する福祉の原理を明らかにし、高齢者が健康な生活を送れるようにするための法律

1982年（昭和57年）
老人保健法
国民が老後に適切な医療を受けられるようにする法律。のちに「高齢者の医療の確保に関する法律」に改正

1982年（昭和57年）
老人精神保健対策に関する意見
社会の高齢化を見すえた公衆衛生審議会の答申。この頃はまだ「痴呆」の用語が使われていた

1989年（昭和64年／平成元年）
高齢者保健福祉推進十か年戦略（ゴールドプラン）
特別養護老人ホームの整備や在宅福祉対策などを進めるとする内容

2000年（平成12年）
介護保険法
施行によって介護保険制度がスタート。介護保険料を負担することで、介護サービスを受ける際の費用が軽減される

2004年（平成16年）
「痴呆」に替わる用語に関する検討会
「痴呆」という用語の問題点を洗い出し、新たな用語（認知症）を定めるための論議が行われた

2005年（平成17年）
認知症を知り地域をつくる10か年構想
10年後には認知症を理解して支援する人が地域に数多く存在し、認知症になっても安心して暮らせるようにするという構想

2008年（平成20年）
認知症の医療と生活の質を高める緊急プロジェクト
医療の分野で認知症の早期診断などが確実にできるようにし、介護との適切な連携をはかるという内容

2012年（平成24年）
今後の認知症施策の方向性について
認知症の人ができる限り住み慣れた自宅で暮らし続けられるよう、適切なサービス提供を推進するという内容

2012年（平成24年）
認知症施策推進5か年計画（オレンジプラン）
「認知症ケアパス」（状態に応じた適切なサービス提供の流れ）の作成・普及、早期診断・早期対応、地域での生活を支える医療・介護サービスの構築など

2015年（平成27年）
認知症施策推進総合戦略（新・オレンジプラン）
認知症への理解を深めるための普及・啓発の推進、認知症の容態に応じた適時・適切な医療・介護等の提供、若年性認知症施策の強化など

2023年（令和5年）
認知症基本法
認知症の人が尊厳を保持しつつ希望を持って暮らすことができるよう、認知症施策を総合的かつ計画的に推進することを定めた法律

2

家族や
身近な人が
認知症に
なったら？

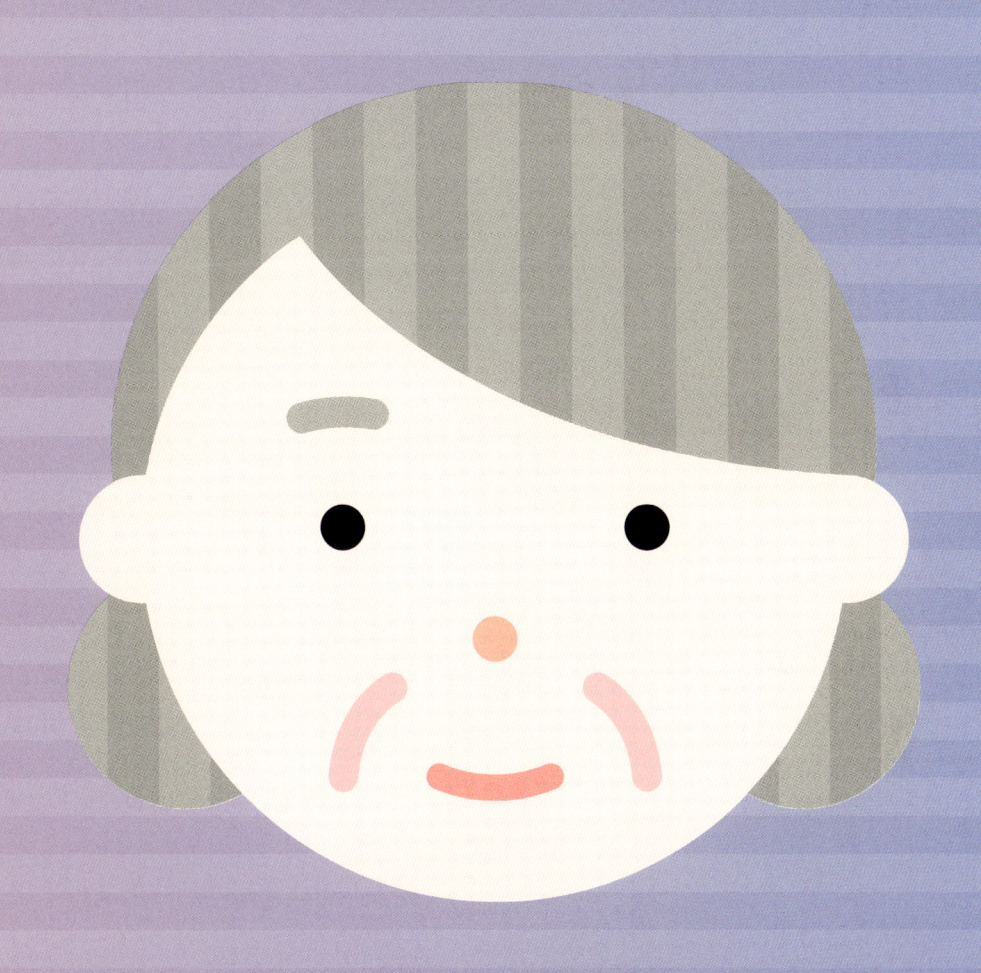

大好きなおじいさんやおばあさんなど、

身近にいる人が認知症になったら

どう接すればよいのでしょう。

実例や相談先の情報を含めて見ていきましょう。

認知症になった人は別の世界を見ているのかもしれません

ここまでを読んで、「自分のおじいさんやおばあさん、もしかするとお父さんやお母さんが認知症になったら、自分はどうすればよいのだろう？」と不安にかられた人もいるかもしれません。

認知症になると、たとえば、今日が何月何日かわからなくなることがあります。季節が夏だということがわからず、暑いのにセーターを着て過ごすことがあります。さっきご飯を食べたばかりなのに、「ご飯はまだ？」と催促することもあります。言葉が出てこない、お風呂に入ろうとしない、トイレではないところでおしっこをするなど、今までのおじいさんやおばあさんでは考えられない行動や間違いを繰り返し、ケアしている家族を驚かせたり、困らせたりします。

さらには「自分のものがなくなった」と言ってみなさんを泥棒扱いしたり、孫であるみなさんが誰かわからなくなってしまったりすることもあるでしょう。それはみなさんにとってつらいことです。大好きだったおじいさん、おばあさんが別の人になってしまったかのように振る舞うのですから。

でも、いちばん困惑（困って、どうすればよいのかわからないこと）し、つらい思いをしているのは、おじいさんやおばあさん本人ではないでしょうか。今まで当たり前にできたことができ

なくなっていくときの苛立ち、不安、そして恐怖……。

でも、たとえそれが理解できても、変わってしまったおじいさんやおばあさんを見るのは、やはりつらいことでしょう。そこで、たとえば、こんなふうに考えてみてはいかがでしょう。「おじいさんやおばあさんは、私たちと同じ空間にいても、内面（心）では別の世界を見るようになったのだ」と。

つまり、おじいさんやおばあさんは「おかしくなった」のではなく、認知症という病気をきっかけに時間の流れやものの見え方・音の聞こえ方などが異なる世界に足を踏み入れ、その世界の仕組みや都合に合わせなければならなくなったので、これまでとは違う行動を取るようになった、ということです。

そして、これまで生きてきた世界と新しい世界の間には多くの「ズレ」があるため、おじいさんやおばあさんは内心、とても困っているはずです。

そのように考えると、みなさんにできることがはっきりしてきます。慣れない別世界でなにに困っているのか、おじいさんやおばあさんの気持ちを想像しながらサポートするということです。そして認知症の人が「なぜ、そうするのだろう」と考える習慣をつければ、状況をよくするための糸口を、きっとつかめるはずです。

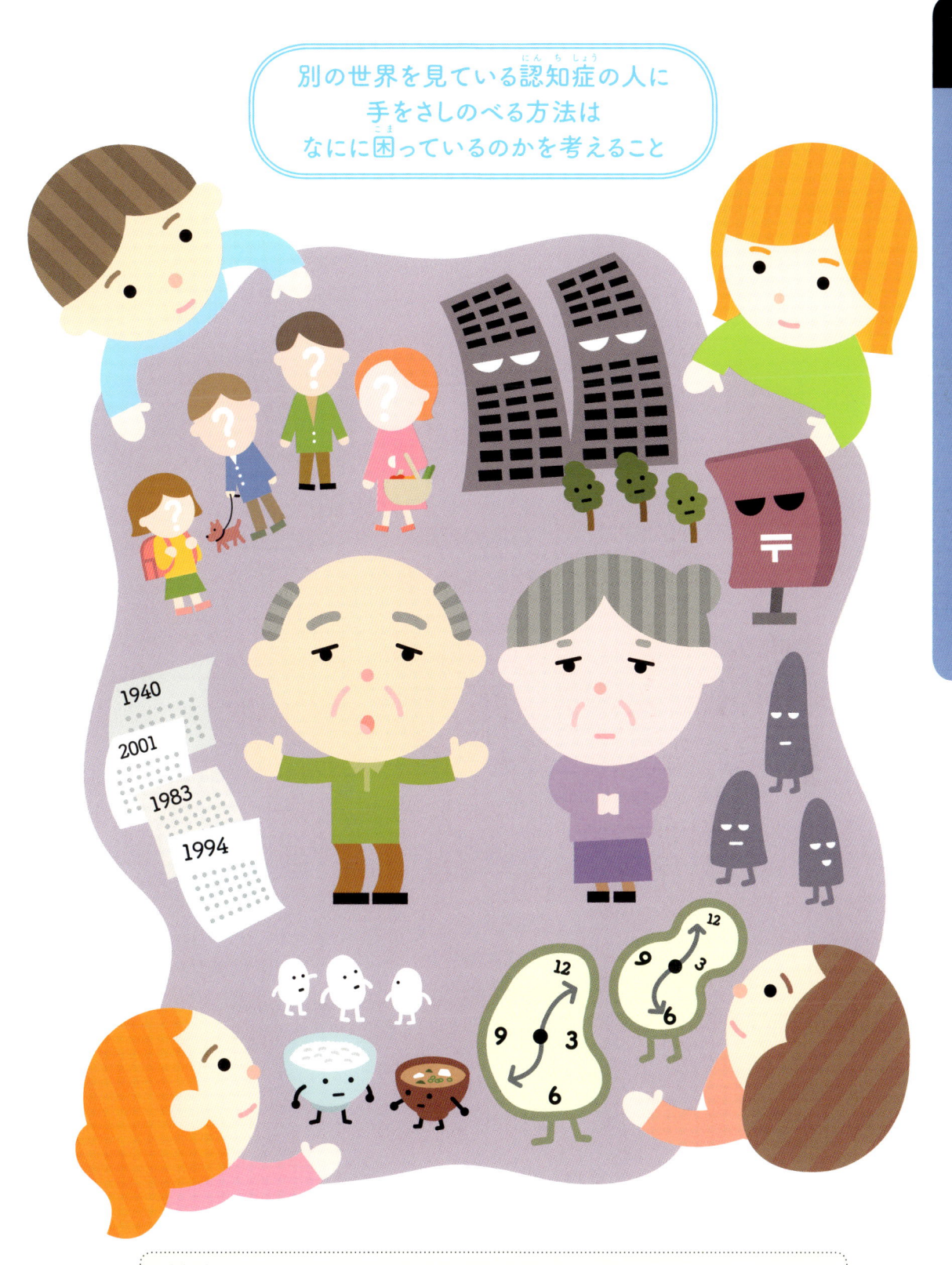

別の世界を見ている認知症の人に
手をさしのべる方法は
なにに困っているのかを考えること

認知症になると、ものの見え方などの感覚が大きく変わり、別の世界に踏み込んだように感じられるともいわれます。慣れない世界で困っているのは本人であることを忘れないようにしましょう。

認知症の人がなぜそうするのか、
家族であればわかることもあります

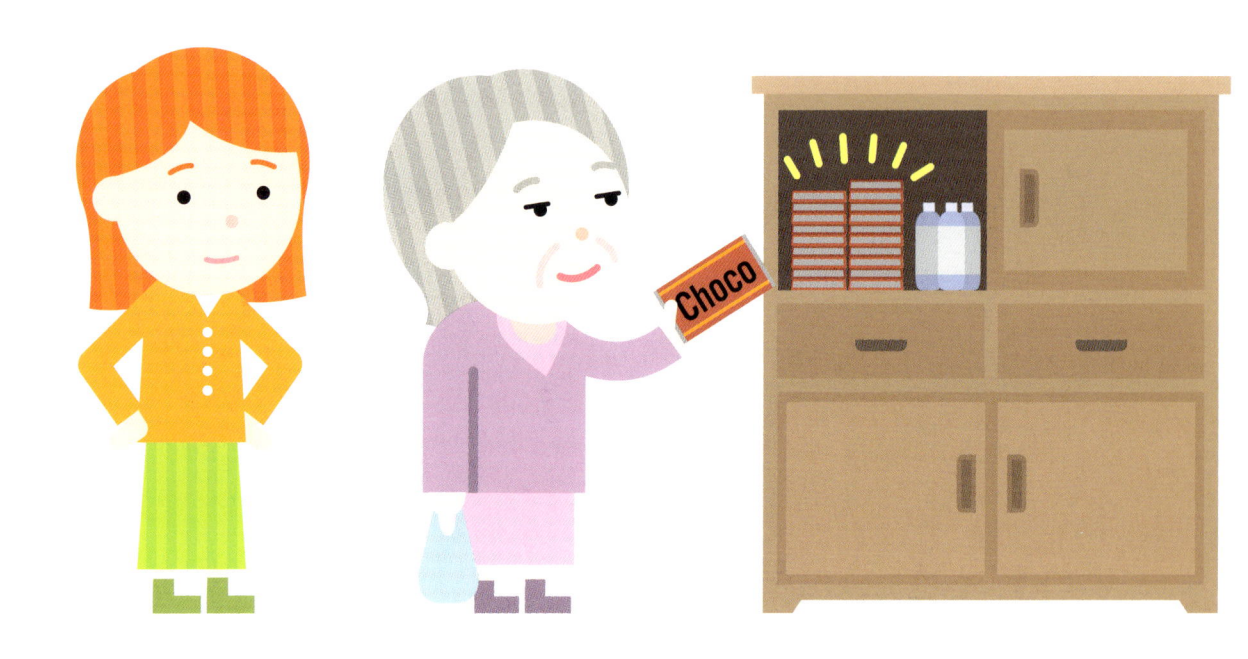

認知症になったおじいさんやおばあさんに、できるだけ充実した毎日を過ごしてもらうために、みなさんはどんなサポートをすればよいのでしょう。

みなさんには「パーソン・センタード・ケア」（52ページ）の考え方に基づいて、おじいさんやおばあさんの気持ちを優先した、思いやりのある対応をすることが望まれます。

ただもちろん、それは簡単ではありません。認知症の人は、別の人格が宿ってしまったように激しく怒ったり、意味不明な言動を取ったりすることがあるので、恐いと感じる瞬間もあるかもしれません。もし殴られそうになったと

きなどは、いったん関わりをやめ、親に相談するようにしましょう。

ただ、家族として冷静に考えてみれば、認知症のおじいさんやおばあさんがなぜ怒るのか、なぜ意味不明な言動を取るのか、わかるケースもあると思います。

たとえば、スーパーに買い物に行くたびにチョコレートを1枚買ってくるおばあさんがいるとします。買い物に行く前におやつの入った戸棚を開けて、すでにチョコレートが何枚もあることを確認したのに、認知症のため扉を閉めたとたんに忘れてしまい、チョコレートを新たに買ってくることになります。

「なぜそうするのか」を考える

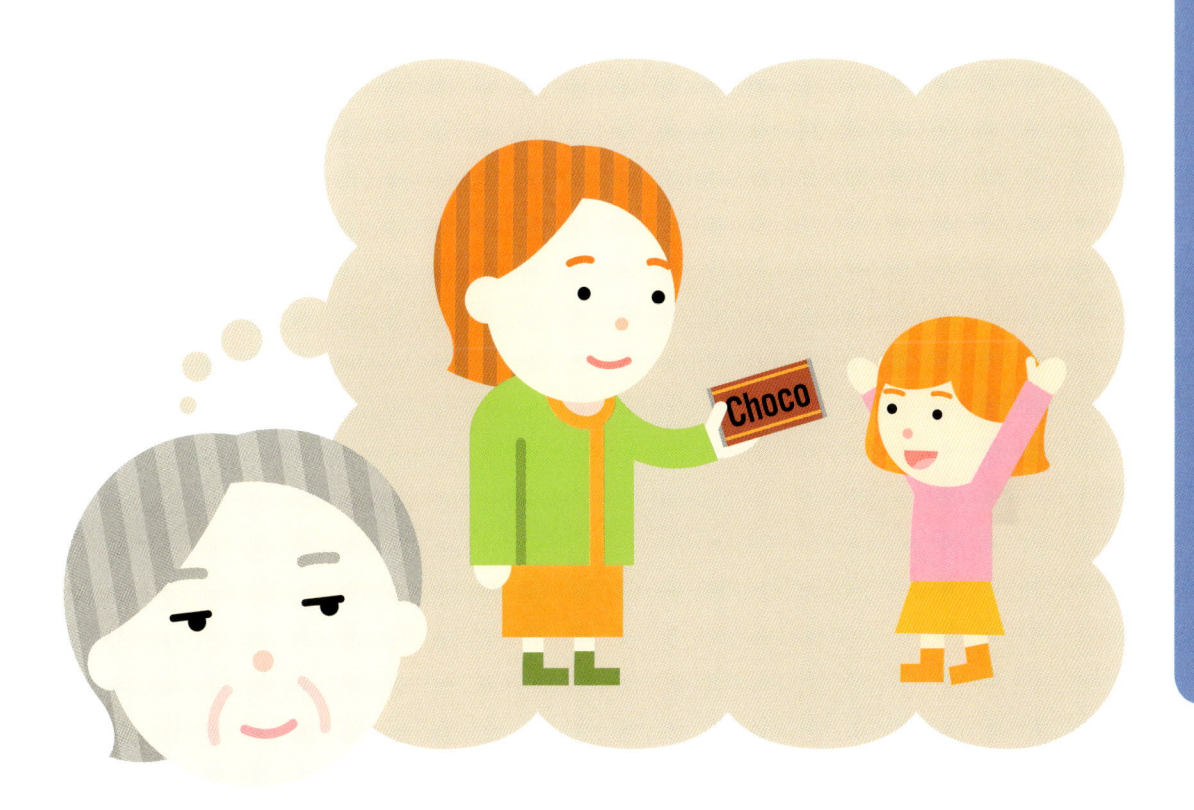

認知症 (にんちしょう) の人も、認知症 (にんちしょう) でない人と同じように、考えて行動しています。その言動にはきっと理由があります。

　この行動は一見「おかしい」ものですが、もしかしたらおばあさんの子ども、つまり今のお父さんかお母さん、あるいはその兄弟姉妹が小さい頃 (ころ) にチョコレートが好きで、おばあさんは子どもを喜ばせようと、戸棚 (とだな) に欠かさず買い置きしていたのかもしれません。その記憶 (きおく) だけが残っていて、「あの子にチョコレートを食べさせてやろう」と、スーパーに行くたびに買ってきているということも考えられるのです。

　チョコレートが一般家庭の戸棚 (とだな) に10枚 (まい) も20枚 (まい) もあるのは少々珍 (めずら) しいことかもしれませんが、認知症 (にんちしょう) の人が以前にも買ったことを忘 (わす) れるのは病気の症状 (しょうじょう) で、仕方のないことですか

ら、それを責 (せ) めても状況はよくなりません。

　では、どうするのがよいでしょうか。

　効果があると考えられるのは、たとえば普段 (ふだん) から必要な食品や日用品を紙に書き留めておき、それを見ながら買い物をするよう、おばあさんにすすめることです。それが習慣になれば、チョコレートを買い足す回数は減ると考えられます。

　また、もし紙に書いたこと自体を忘 (わす) れてまた買ってくるようなら、買い物に付き添い、チョコレートを買いそうになったらストップをかけてあげるのもよいでしょう。それもまた家族のコミュニケーションです。

初めて経験するようなことが起こります。
典型的な10のケースを見ていきましょう

家族などの身近な人が認知症になると、びっくりすることや、思わず怒ったり叱ったりしたくなるようなことが現実的にたくさん起こります。

でも、それらはすべて認知症という病気が原因で発生していることであり、認知症にかかっている本人が望んでしていることではありません。そのことを理解している家族や仲間たちは今この瞬間にも、認知症の人が取る行動に正しく対処しようと努めています。

認知症の症状は、かかっている人の個性によってさまざまな現れ方をするため、なにが正しい対処なのか判断が難しいこともあります。ただ、これまで述べてきた通り、認知症の人が「なぜそれをするのか」を理解することが大きな鍵になります。

ここではケースタディとして、認知症の人にまつわる10のストーリーを見ていきます。どれも認知症の典型的（その物事の特徴をよく表していること）な症状が出ているケースです。自分だったらどうするかを考えながら読んでください。

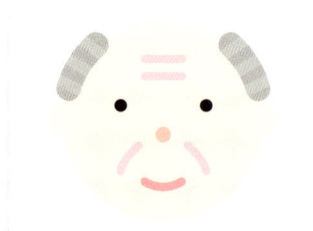

ケース	1
70代男性	

病名

アルツハイマー型認知症

ここで見られる主な症状

記憶障害

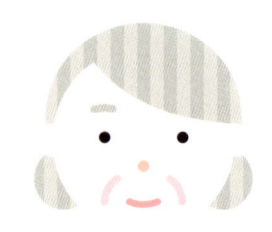

ケース	2
70代女性	

病名

アルツハイマー型認知症

ここで見られる主な症状

徘徊

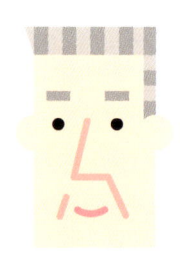

ケース	3
70代男性	

病名

アルツハイマー型認知症

ここで見られる主な症状

記憶障害（見当識障害）

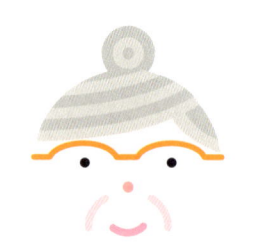

ケース	4
60代女性	

病名

アルツハイマー型認知症

ここで見られる主な症状

物盗られ妄想

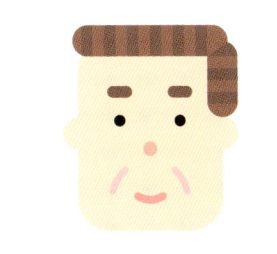

ケース	⑤

40代男性

病名

若年性
アルツハイマー型認知症

ここで見られる主な症状

全般性注意障害

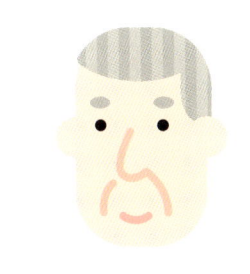

ケース	⑥

70代男性

病名

アルツハイマー型認知症

ここで見られる主な症状

視空間認知障害

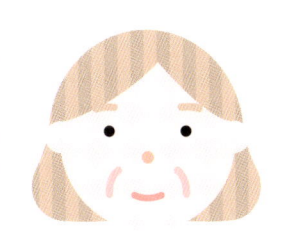

ケース	⑦

60代女性

病名

血管性認知症

ここで見られる主な症状

遂行機能障害

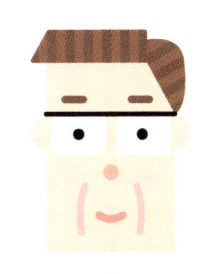

ケース	⑧

50代男性

病名

前頭側頭葉変性症
（意味性認知症）

ここで見られる主な症状

失語

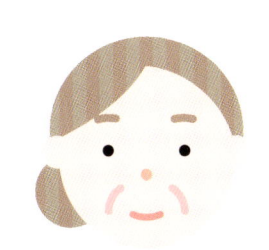

ケース	⑨

70代女性

病名

大脳皮質基底変性症

ここで見られる主な症状

失行

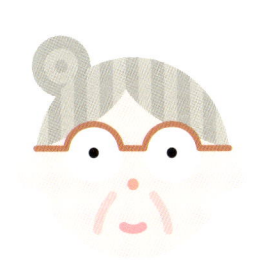

ケース	⑩

80代女性

病名

前頭側頭葉変性症
（行動障害型前頭側頭型認知症）

ここで見られる主な症状

社会的認知の障害

ケース ①

70代男性

病名

アルツハイマー型認知症

ここで見られる主な症状

記憶障害

同じ話をする・食事したことを忘れる・

おこづかいを何度もくれる　など

①

善之さん（仮名）は78歳のおじいちゃん。孫に自分が子どもだった頃の話をよくします。戦後の食べ物が少なかった時代、野山に入って梅の実や桑の実をもいだり、川で魚を釣って焼いたりと、自然のものを取って食べた話が得意です。

ただ、善之さんはその話を何度もします。野犬に追いかけられて必死で逃げたことも、柿の木に登って危うく落ちそうになったことも、孫はもう何度も聞かされています。

孫は「またこの話か……」と少しおっくうになって、窓の外に目をやったり、トイレに行ったりしてやり過ごそうとするのですが、お母さんから、「聞いてあげて」と言われているので、我慢して聞くようにしています。

それでも正直しんどくなるので、たまに「おじいちゃん、その話、昨日も聞いたよ」と言うのですが、善之さんは、「そうだっけ？」と、自分が話したことを忘れている様子です。

> 認知症になると、近い記憶から失われます。同じことを話すのはそのためです。

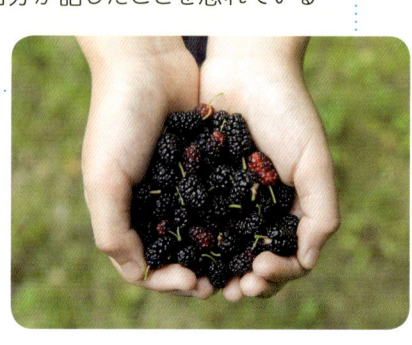

2

　この前の日曜には、昼ごはんにお母さんが作ってくれた焼きそばを3人で一緒に食べました。ところが、食べ終わってしばらくすると、善之さんが「よしえ（お母さんの名前）、お昼はまだかな？」と聞いています。冗談を言っているのかと思いましたが、どうも本気らしいので、孫はびっくりしました。

　そのときお母さんは、「はいはい」と言いながら小さなおにぎりを握って、善之さんに渡しました。善之さんはそれをおいしそうに食べ、満足そうにしていました。

胃腸の負担にならない程度の食べ物を用意しておくのは効果的と考えられます。

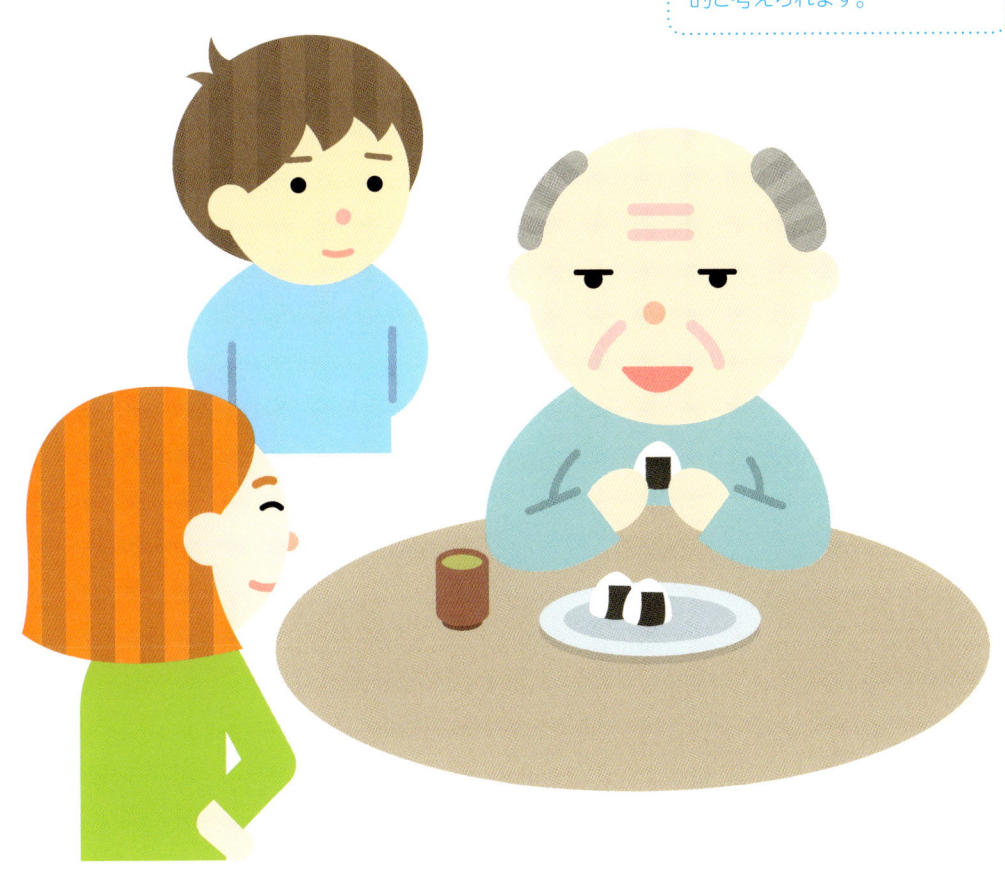

ケース 1

3

善之さんはなにかにつけて忘れっぽくもなっています。孫がお母さんに聞くと「認知症」という脳の病気だといいます。

先日もこんなことがありました。孫は、善之さんから昨日おこづかいをもらったのに、今日ももらったのです。

孫は「ラッキー！」と心の中でガッツポーズをしましたが、次の日も、また次の日もくれるので、なんだか申し訳なくなって、「おじいちゃん、昨日も一昨日ももらったから、今日はいいよ」と返そうとしました。ところが善之さんが「あげた？　ワシはあげてないぞ」と、ちょっとムッとした顔になったので、孫は「わかった。ありがとう。大事に使うよ」ともらうことにしたのです。

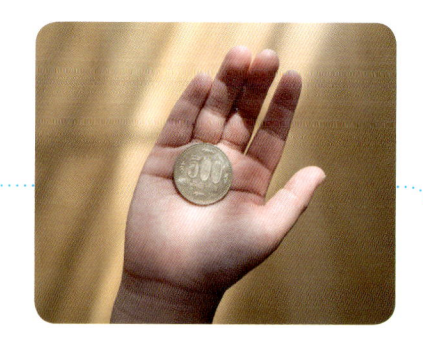

あとでそれをお母さんに伝えると、「おじいちゃんはあげてないと思っているのに、『もらった』と言うと頭の中が混乱するから、そういうときはいったんもらっておいて、あとでこっそりおじいちゃんの財布に戻しておきましょうね」と、孫を思う善之さんの気持ちを無駄にしない方法で対応しようと言います。

孫は「そうか、それならおじいちゃんも混乱しないし、お金も返せる」と、今度からおこづかいをもらいすぎたときはお母さんに渡すことにしました。

認知症の人の気持ちを想像し、傷つけることのないよう接するのはとても重要です。

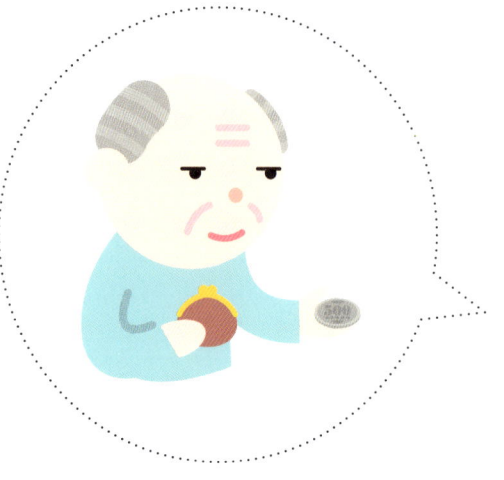

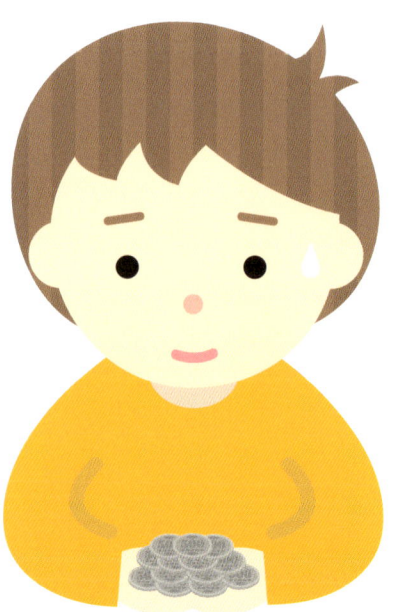

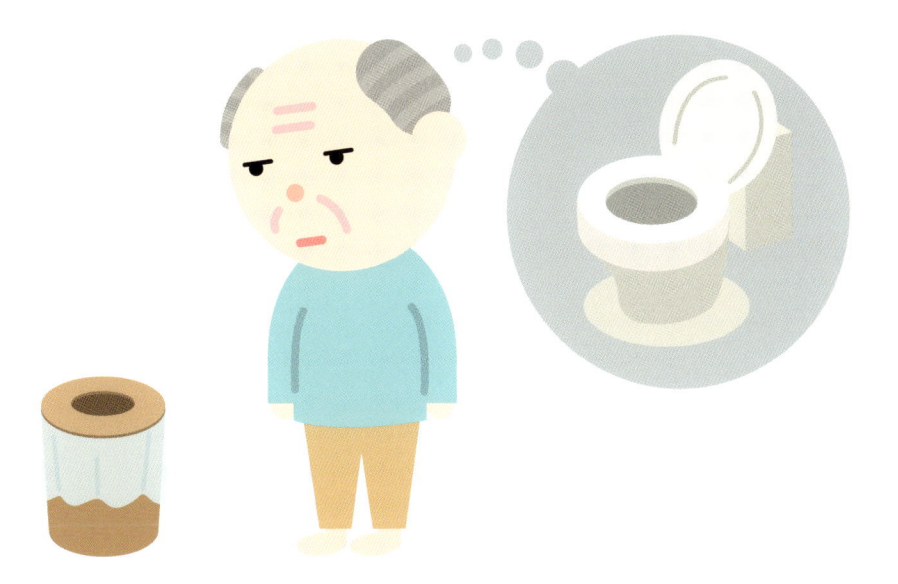

4

あるとき大変なことが起こりました。善之さんが家の中をうろうろ歩いていたかと思うと、部屋の隅に置いてあるゴミ箱に小便をし始めたのです！　孫は一瞬、なにが起こったのかわからなくなりましたが「おじいちゃん、なにしているの！　そこはトイレじゃないよ！」と大声で叫びました。

孫の声に気づいた母が急いでやってきて、善之さんの肩に手を添えました。そして「おじいちゃん、もっと大きくて、おしっこしやすいトイレがありますよ」と、本当のトイレがあるほうへ連れていきました。

あとでお母さんは「おじいちゃんにはゴミ箱が便器に見えたのよ」と孫に言いました。「驚きもせず、叱ることもなく、おじいちゃんを優しくトイレに導いたお母さんって、すごいなあ」と孫は思いました。

排泄の失敗を責めると本人は戸惑い、傷つきます。あわてず怒らず、対処しましょう。

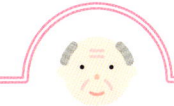

アルツハイマー型認知症の典型的な症状が出ているケースです。お母さんが認知症のことをよく理解し、父親である善之さんに適切に接しているので、善之さんも尊厳を保って生活でき、孫もお母さんの接し方から多くを学ぶでしょう。このまま認知症が進行すると、いつかは施設への入居を考える時が来るかもしれませんが、きっと適切に対応できるはずです。

ケース **2**

70代女性

病名

アルツハイマー型
認知症

ここで見られる主な症状

徘徊

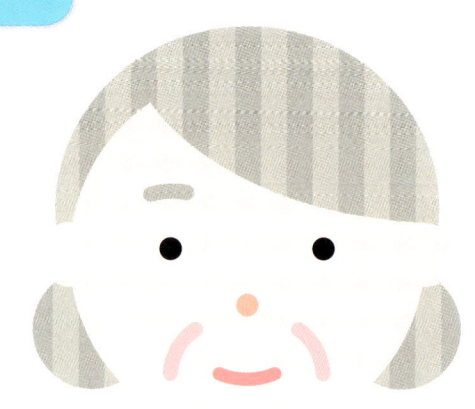

一人で家を出て歩き回る・

子どもが誰かわからなくなる　など

1

「とうとう母が徘徊するようになってしまった」と、娘の幸子さん（仮名）は深いため息をつきました。「昨日のことです」と幸子さんは話し始めました。

　お隣の家に回覧板を届けたついでに、しばらく立ち話をして戻ってくると、75歳になる同居の母親がいないのです。部屋にも、トイレにも、お風呂にも……。どこに行ったのでしょうか。

　幸子さんは「お母さん！」と声をかけな

がら家中を探し回りましたが、母の姿はありません。

　幸子さんが「もしや」と思って玄関を調べると、母の靴がありません。「しまった！」と、幸子さんはあわてて外へ飛び出しました。

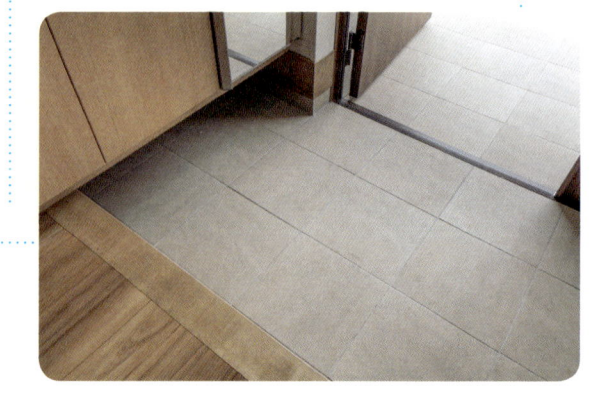

認知症の人がいる家庭で起こりがちな出来事です。冷静になって行き先を考えましょう。

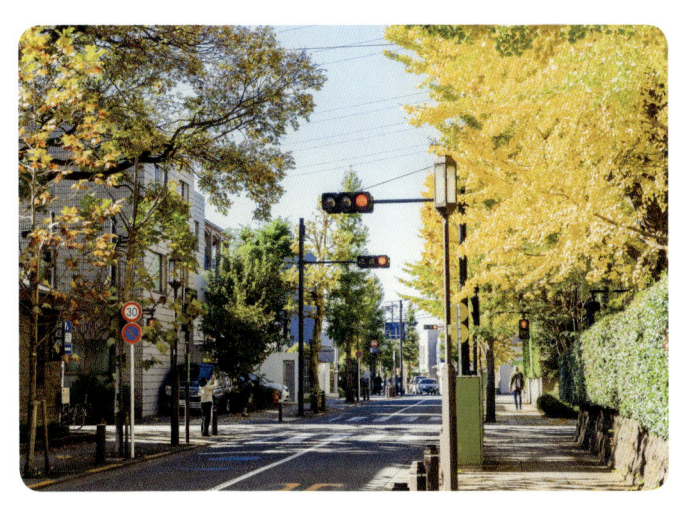

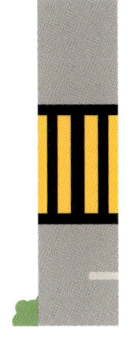
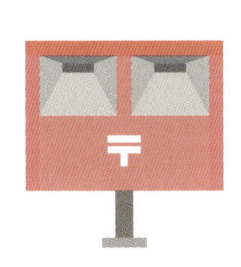
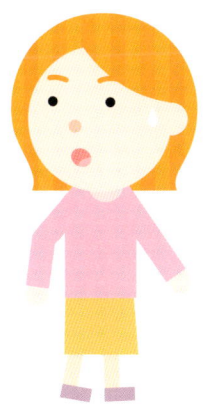
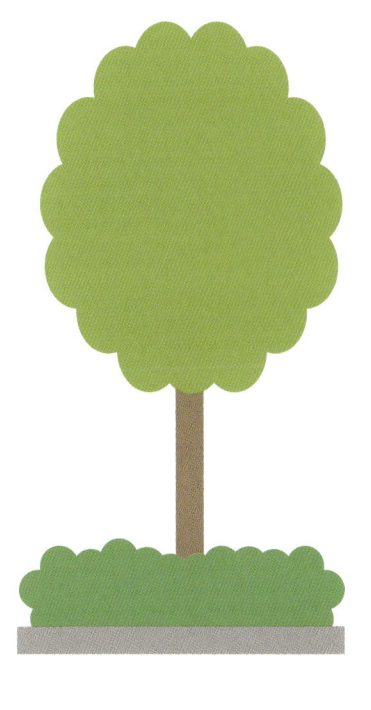

2

　たった10分ほどの間ですから、そんなに遠くには行っていないはずだと自分に言い聞かせながら、スーパーへの道、駅への近道、母親がよく行っていた喫茶店への道、お友達の家に向かう道など、幸子さんは母親が歩きそうな道を追いかけるようにして探しました。けれども、母の姿は見当たりません。

　「どこへ行ったの……？」
　1時間以上探し続けた幸子さんは途方に暮れてしまいました。警察に届け出ること

も頭をよぎりましたが、大ごとにはしたくなかったのでやめました。鍵をかけずに回覧板を渡しに行ったことを後悔しましたが、たとえ鍵をかけていたとしても、母は出ていったかもしれません。

　もしかすると母親はすでに家に戻っていて、今度は鍵が閉まっているので家の中に入れずに困っているかもしれない……と幸子さんは思い、いったん家に戻ることにしました。

　こういうときのためにも、認知症と思われる人が外にいたら誰かが手をさしのべるような地域づくりが望まれています。

ケース **2**

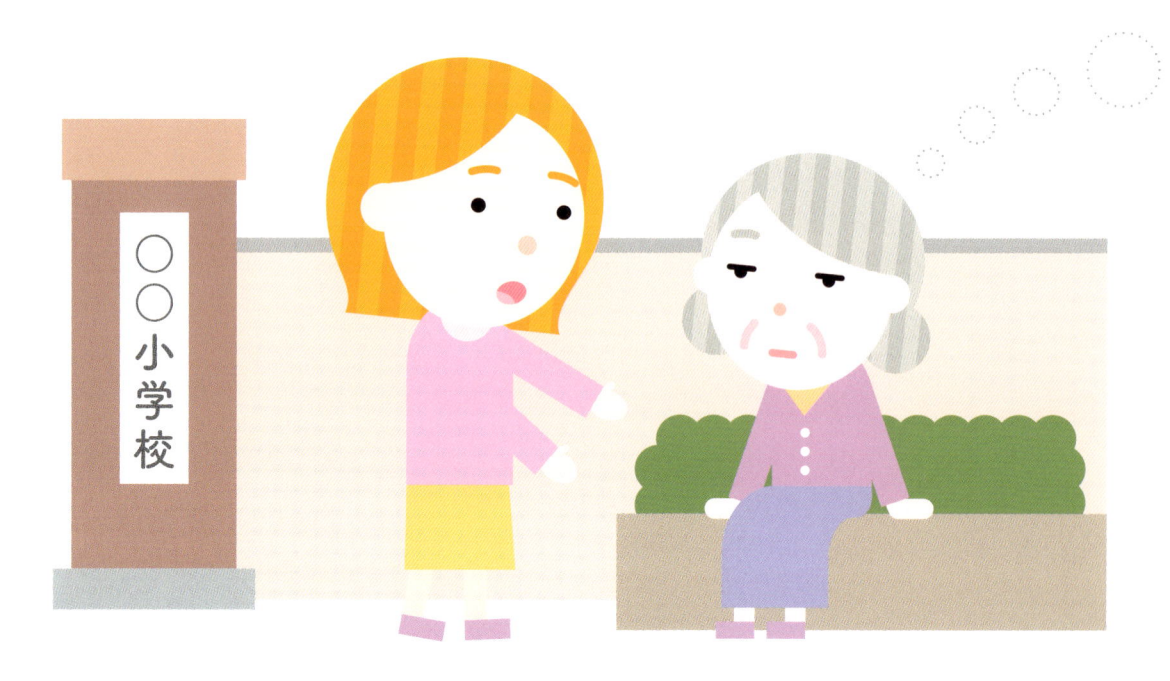

3

その途中のことです。小学校の前を通り過ぎようとしたとき、なんと母親が校門の脇に座り込んでいるではありませんか。

「お母さん！」と幸子さんは小走りに近づき、「なにしてるの？　探したのよ！」と母の手を取りました。母は疲れたような表情で幸子さんを見上げると、黙ったまま幸子さんの顔を見つめて、「娘を迎えにきたんだよ」とポツリと言いました。

それを聞いた幸子さんは「娘？　それ私のこと？」と母親に聞きました。一人っ子ですから娘といえば自分しかいません。

「つまり、私が小学生だった頃の記憶が突然よみがえったけれど、家に私の姿がな

いから心配して学校まで迎えに来たということかしら……？」と幸子さんは考えました。

ところが母親は続けて「おたくはどなた？」と幸子さんに言ったのです。

「私、お母さんの娘よ」「ふうん……」

そんな会話を交わしながら、幸子さんは母親を家に連れ帰りました。

「そういえば、徘徊にはなにかしらの理由があると聞いたことがある」と幸子さんは思いました。その理由が自分だったと知って少しうれしくもありましたが、これからのことを考えると、幸子さんは不安な気持ちに包まれていくのでした。

認知症になっても昔の記憶は残っています。お母さんにとって幸子さんはまだ小学生なのです。

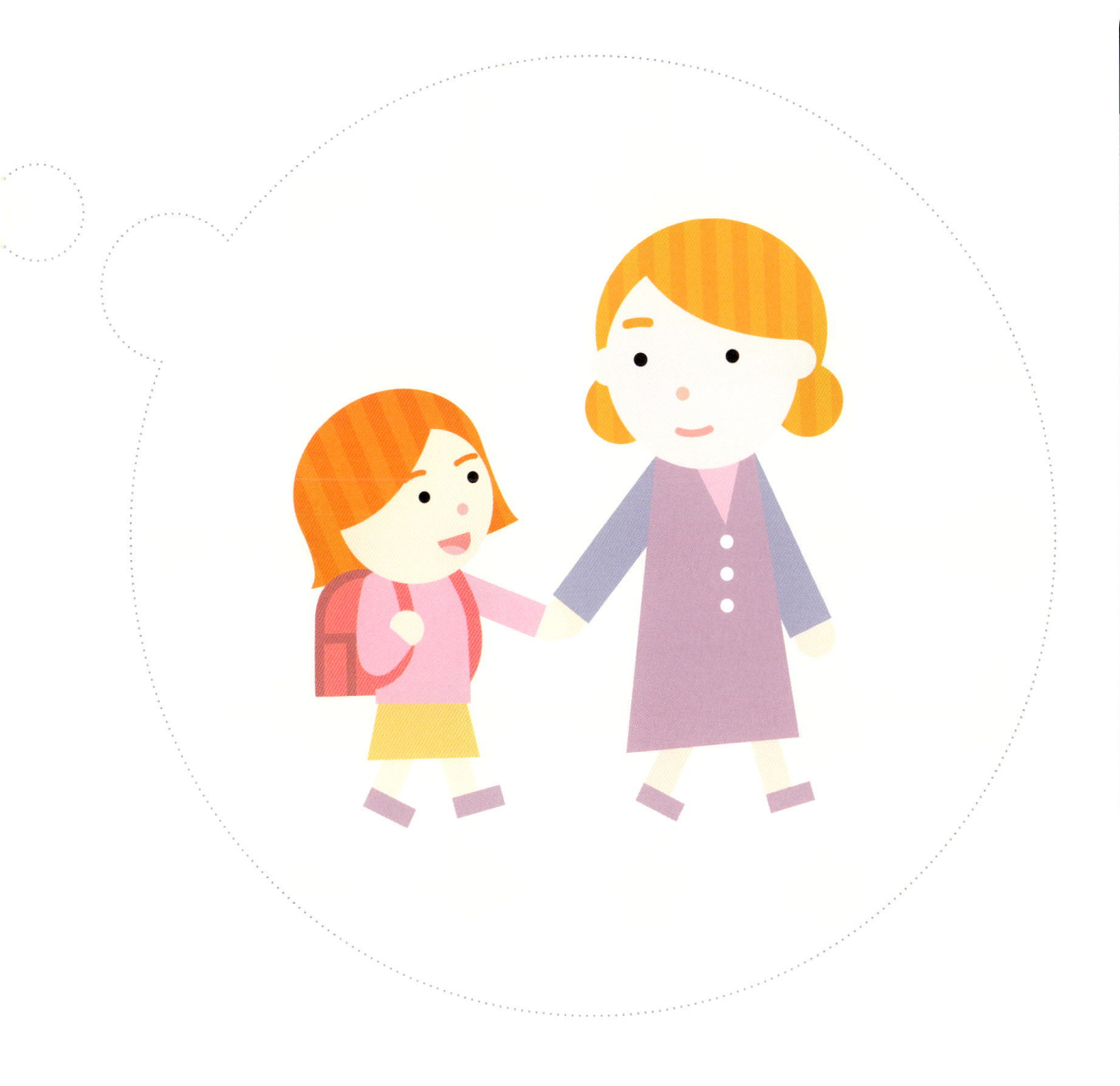

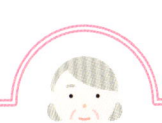

認知症の人は、さまよっているように見えても、多くの場合は目的や事情があって歩いています。その点では認知症でない人と変わるところはありません。ただ、家族であってもその目的や事情を理解するのは簡単なことではありません。また別の目的のために母親が徘徊するかもしれないと考えた幸子さんは、母親の人生を一緒に振り返る対話をするようにしたほか、介護しきれなくなったときのことを考え、地域包括支援センターへの相談も始めたそうです。

ケース ③

70代男性

病名

アルツハイマー型認知症

ここで見られる主な症状

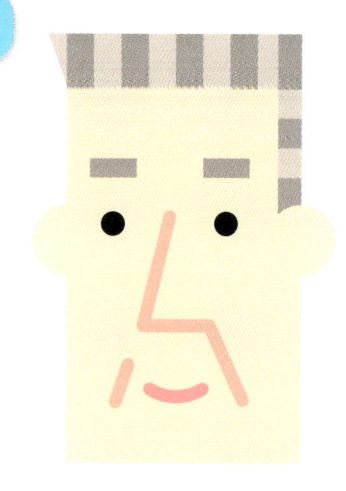

記憶障害（見当識障害）

大まかな位置や時間がわからなくなる・

人前で突然大声を出す など

1

僕はおじいちゃんとバスに乗って、ショッピングセンターの映画館に映画を観に出かけました。観るのは、おじいちゃんが好きな推理ものです。実はおじいちゃん、若い頃は俳優志望で、劇団に入って芝居に打ち込んでいたと僕によく話してくれます。確かに、おじいちゃんは背がすらっと高く、70歳を過ぎてもイケメンです。

ただ、近頃は時間や場所がわからなくなるみたいで、この日もバスに乗っている間、「今日は何曜だ？」「今、何時だ？」「今、どのあたりを走っている？」と何度も聞いてきます。僕はそのたびに「土曜だよ」「10時だよ」「もうすぐ着くよ」と答えます。

> よく質問をするのは、認知症によって時間や位置を大まかにつかむ感覚が失われているためです。

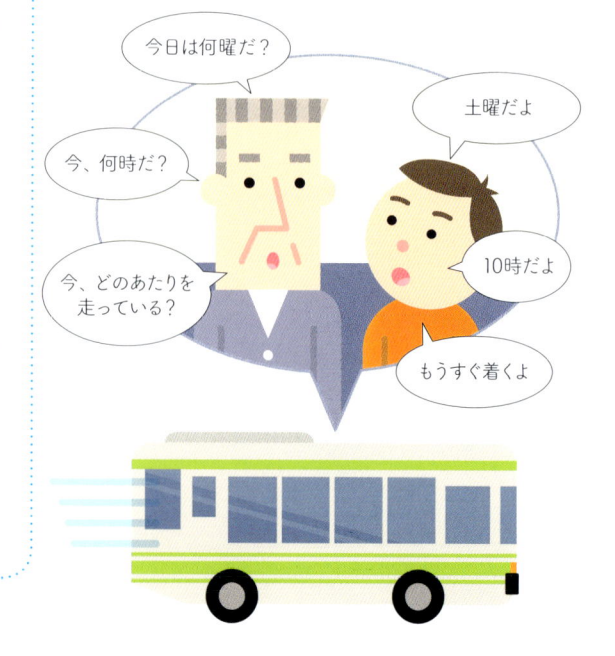

今日は何曜だ？

今、何時だ？

今、どのあたりを走っている？

土曜だよ

10時だよ

もうすぐ着くよ

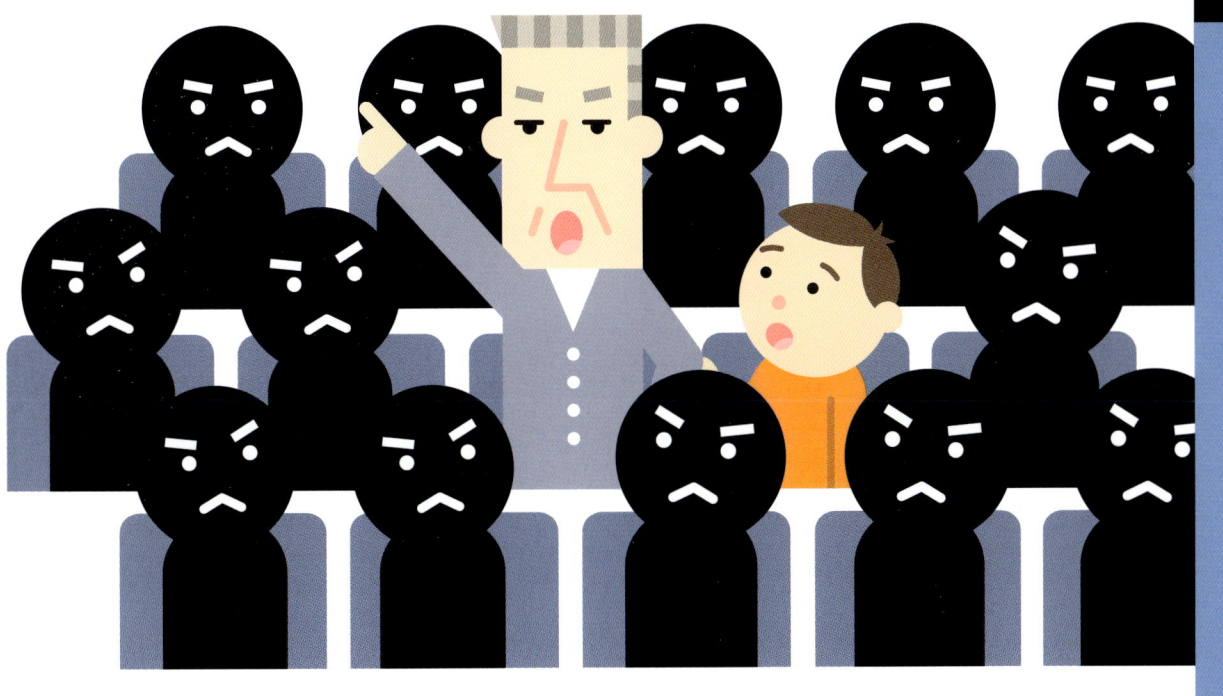

2

映画館に着きました。チケットを買ってシートに座り、映画が始まるのを待ちました。僕にはポップコーンとジュースを買ってくれる優しいおじいちゃんです。

映画が始まり、ストーリーが展開していきます。登場人物の誰が犯人か、小学生の僕には少し難しいですが、推理するのはおもしろいです。

ところが、映画が始まって1時間ほど経った頃、突然、隣に座っていたおじいちゃんが立ち上がり、「犯人はあいつに違いない！」と大声で言ったのです。僕はびっくりしておじいちゃんを見上げました。まわりのお客さんも、驚いたようにおじいちゃんに目をやりました。中には怒っておじいちゃんをにらみ、「おい、静かにしろよ！」と言う人もいました。

社会的認知の障害が発生していると、場にふさわしくない行動をとってしまうことがあります。

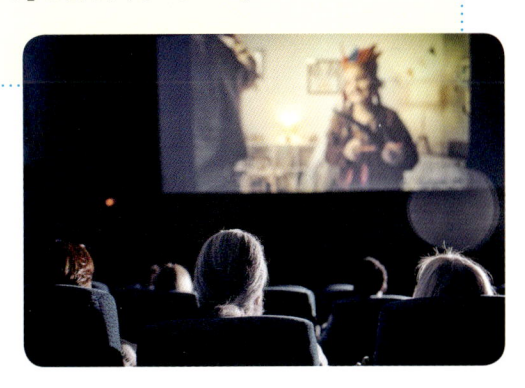

ケース **3**

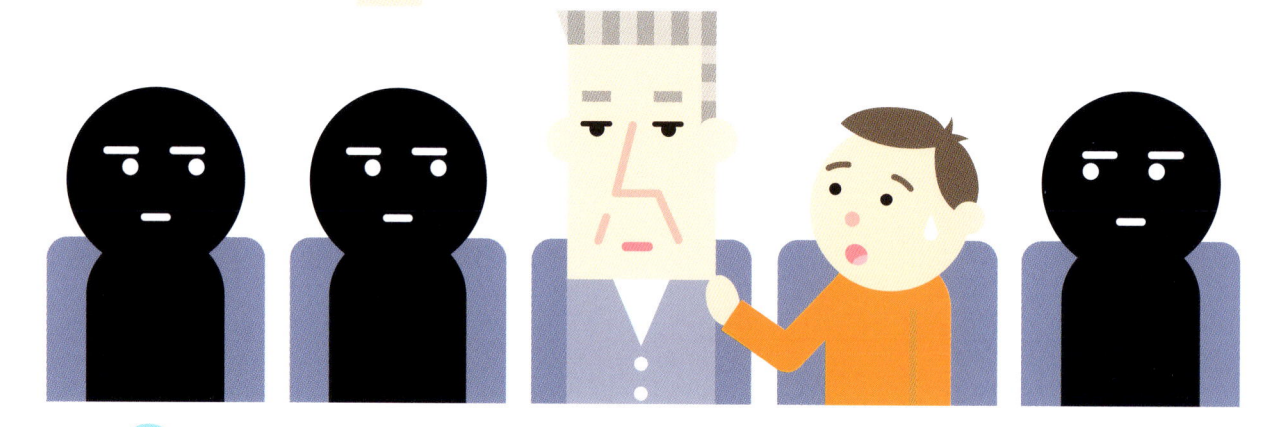

3

　僕がおじいちゃんの手を取り、「おじいちゃん、座って。ここは映画館だよ。家じゃないんだから」と言うと、おじいちゃんはなにも言わずに座りました。

　その後も何度か立ち上がってなにか叫ぼうとしましたが、僕が手を取って引っ張ると、仕方なさそうに座って映画を観続けました。

　おじいちゃんは俳優志望だったからか、物語に入り込みやすく、家ではしょっちゅうストーリーを先読みして犯人を言い当てます。でも映画館で立ち上がったのは初めてです。帰りのバスで眠っているおじいちゃんの横顔を見ながら、僕はとても心配になりました。

家族が手を取るなど、やさしく触れることは認知症の人が落ち着きを取り戻すために有効です。

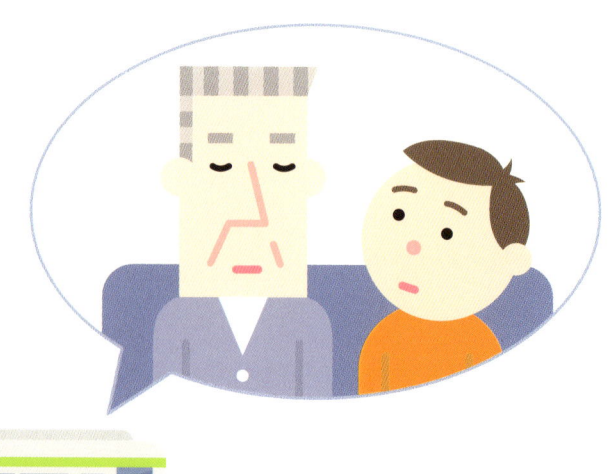

おじいちゃんの家に帰ると、おばあちゃんが「お帰りなさい。どこに行ってたの？」と聞きました。するとおじいちゃんは「息子と映画を観に行った」と言いました。僕はまたびっくりしました。冗談かと思いましたが、どうやら本気で僕とお父さんを間違えているようです。

僕があわてて「違うよ、僕だよ。孫の僕と行ったんだよ」と言うと、おばあちゃんは、「あら、そうなのね」と笑顔で僕の頭をなでました。おばあちゃんは、おじいちゃんが親しい人でも間違えるようになっていることを、もう知っているようでした。

> 記憶障害によって家族や親族の顔がわからなくなっていると考えられます。

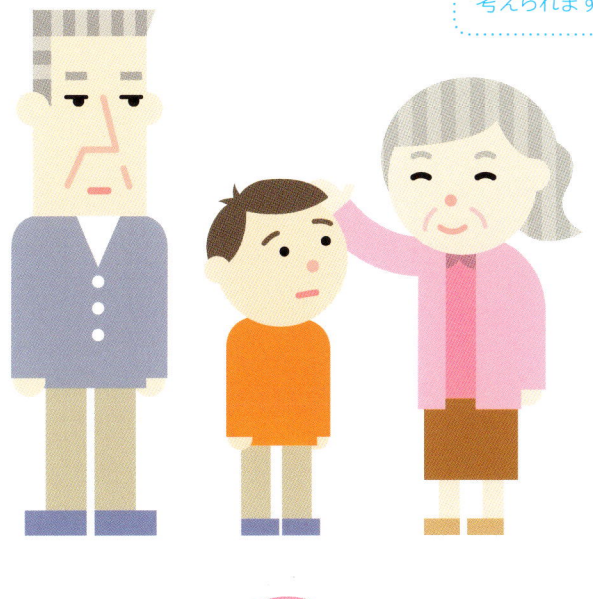

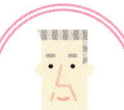

認知症によって、今が何時か、今どこにいるのかといったことを大まかに把握する見当識が失われているほか、場に応じた適切な行動をとれなくなっているおじいちゃんの姿は、年若い孫にとって悲しく、ショッキングなものです。一方で、おばあちゃんは夫であるおじいちゃんの状態をよくわかっているようです。病気の進行に応じて、きっと適切な介護の方法を選択できるでしょう。

ケース **4**

60代女性

病名

アルツハイマー型
認知症

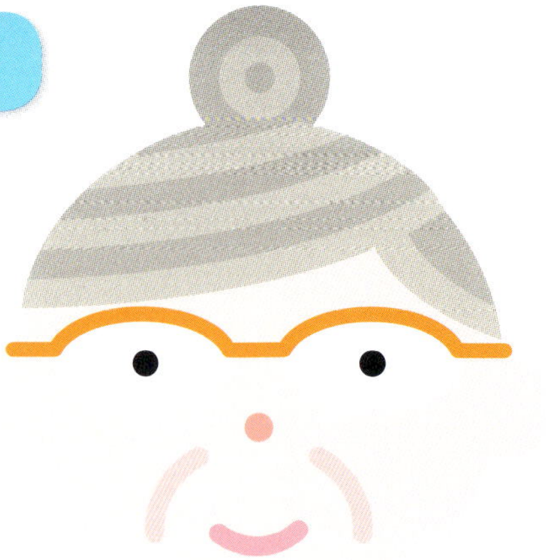

ここで見られる主な症状

物盗られ妄想

大切な物を他人が盗んだと

思い込む など

1

その日、68歳の昭代さん（仮名）は近所に住む友達5人でランチに出かけました。最近、おいしいと評判の中華料理のお店です。それぞれが好きなランチを注文し、さらに一品ずつ気になるメニューを頼んで食べ比べるなどして、楽しい時間を過ごしました。

ただ、昭代さんだけは「私、これ頼んだかしら？」と、自分が注文したメニューを頼んでいないと言い張りました。隣に座っていた友人は昭代さんがそれを注文した

ことを覚えていて、「やだ昭代さん、あなた頼んでらしたわよ」と笑って言いました。昭代さんは眉間に皺を寄せ、「そうかしら」と納得できない様子でしたが、あきらめて食事を始めました。

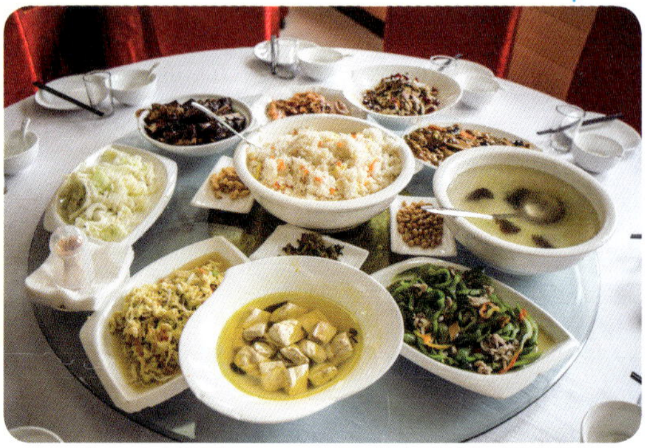

記憶障害により、ごく最近のことを忘れるようになっていると考えられます。

2

そろそろ帰る時間です。割り勘で支払いをするためにそれぞれがお金を出そうとしたとき、昭代さんが大きな声で、「財布がない！」と言いました。バッグを開けて、財布を取り出そうとしたら、入っていなかったというのです。

「昭代さん、家に忘れてきたんじゃないの……？」と先ほどの友人がまた笑顔で言うと、昭代さんは友人をキッとにらむように見て「バカにしないで。さっきからなによ。まるで私が悪いふうに言って」と突っかかるのでした。

「そんなつもりはないわ。ごめんなさい」と友人はすぐに謝って、まわりの友達も昭代さんをなだめようとしましたが、昭代さんはさらにヒートアップし、「誰かが盗んだんだわ、私の財布。きっとそうよ！」とみんなをにらみながら言いました。

> 物盗られ妄想は人間関係を難しくします。周囲の深い理解が求められます。

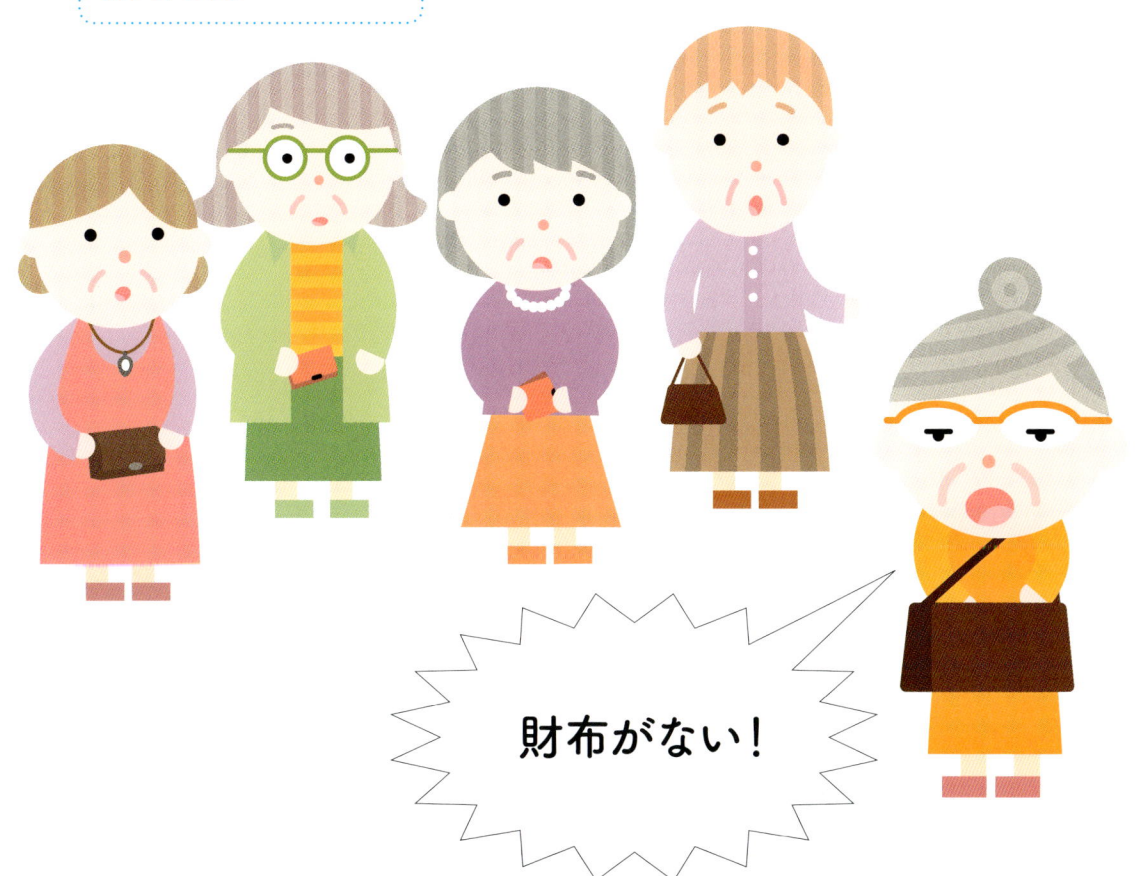

財布がない！

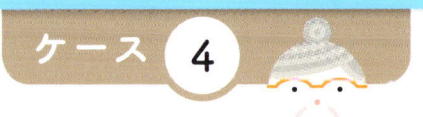

ケース **4**

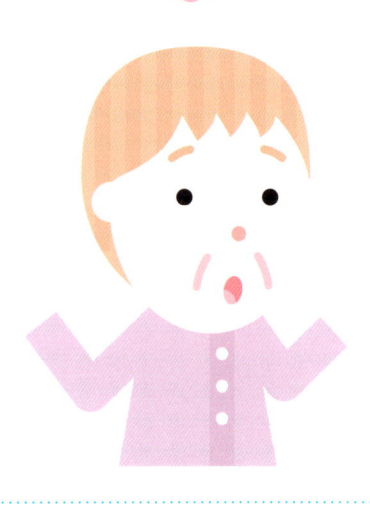
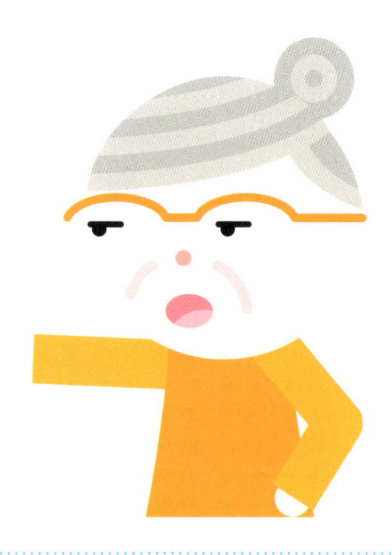

3

「盗むなんて、そんな」「昭代さん、どうかしているわよ」と、お会計の場は険悪な雰囲気に包まれました。でも昭代さんは一歩も引かず、「絶対に誰かが盗んだのよ。私はいつもバッグに財布を入れているんですから」と怒ったように言いました。

そこで友人は「盗まれたか、あるいは忘れてしまったかはあとで調べるとして、昭代さんの分は私が立て替えるから」と収拾をつけようとしました。ところが、昭代さんはなんと、「もしかして、あなたが盗んだの？」と言うのです。

さすがの友人もこの一言には面食らいました。他の友達も「昭代さん、それはないよ」と、あきれたように「ダメ出し」をしました。

「なによ、寄ってたかって私を悪者にして。いいわ、もう来ないから！」

昭代さんはそう言うと店を飛び出してしまいました。残された4人は首を横に振ったり、大きく息をついたりしながら会計を済ませました。

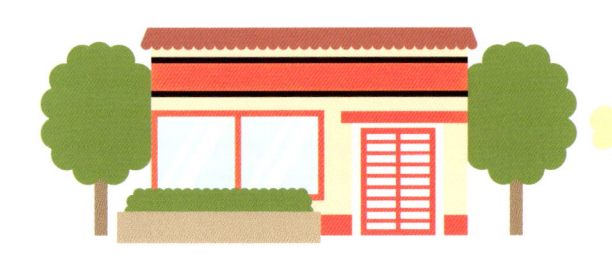
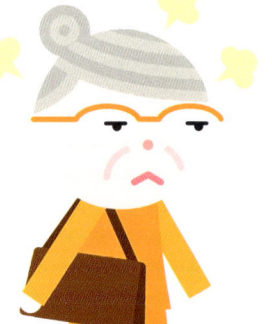

落ち着いて考えれば友人たちも「認知症かもしれない」と気づくはずですが、その場ではなかなか冷静になれないものです。そこが難しいところです。

④

後日、友人が昭代さんの家に電話し、同居する昭代さんの娘に顛末を話したところ、娘は平謝り。電話のあとで母の昭代さんを問いただし、財布を探したところ、別のバッグの中にあったそうです。

ランチ代は娘がお詫びの品とともに友人に返したそうですが、昭代さんはその後も家や外出先でなにかが見当たらなくなるたびに「盗まれた！」と、娘や孫、周囲の人を疑っているそうです。

物盗られ妄想は何度も繰り返されます。認知症の症状であることを周囲がよく理解することが望まれます。

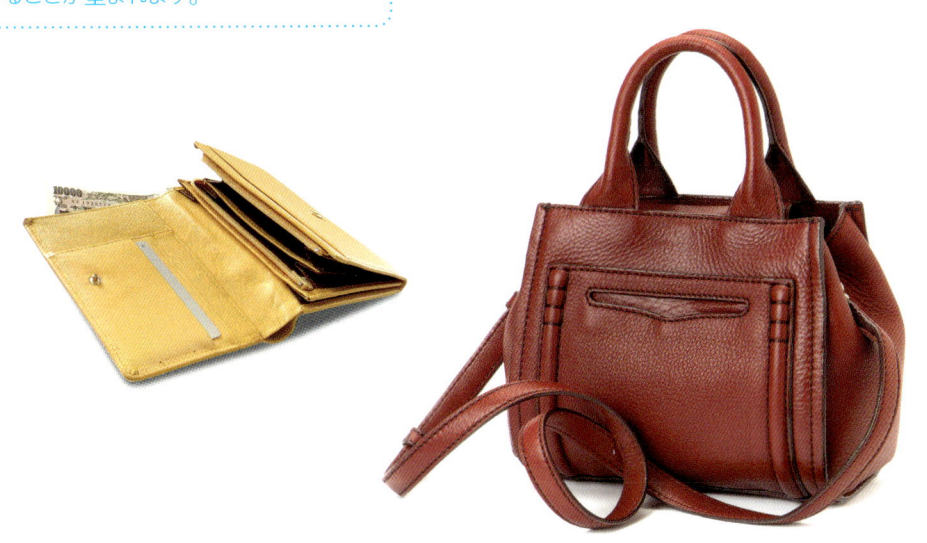

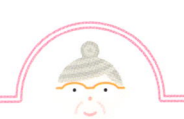

認知症の症状の中でも、特に物盗られ妄想は人間関係に悪い影響を与えるため、しばらくの間、昭代さんの家族は大変な思いをしたそうです。ただ、物盗られ妄想を繰り返すうちに昭代さんが認知症にかかっていることを周囲が理解し始め、友人たちは逆に昭代さんを心配して、相談先や病院などの情報を家族に伝えてくれるようになったといいます。認知症の人の振る舞いが驚きや怒りを呼ぶことは少なくありませんが、病気のせいだと周囲が理解することで少しずつ状況が変わります。

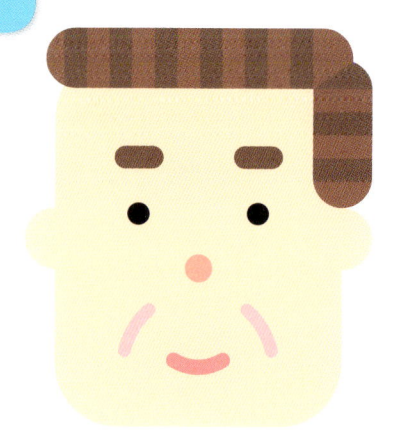

ケース **5**

40代男性

病名

若年性
アルツハイマー型認知症

ここで見られる主な症状

全般性注意障害

仕事でミスを重ねるようになる・

重要な予定を忘れる　など

1

孝太郎さん（仮名）は48歳。営業部のリーダー的存在でしたが、最近ミスが目立つようになり、仕事をスピーディに効率よく進められなくなっていました。書類に誤字があったり、簡単な計算ミスを何度もしたり……。

孝太郎さんと仲のよい同僚も変化に気づき、「君、最近ちょっとおかしいよ。疲れているんじゃないか？」と声をかけました。すると孝太郎さんは、「そうかな。自分ではいつもと変わらないつもりなんだけ

ど」と自身の変化を否定します。

でも同僚はさらに、「横で見ていると、長い時間パソコンに集中して向かっていられないようだし、電話や打ち合わせの声がするといやな顔をして席を立つ姿を何度も見たよ」と指摘しました。孝太郎さんはそれには答えず、また仕事を続けました。

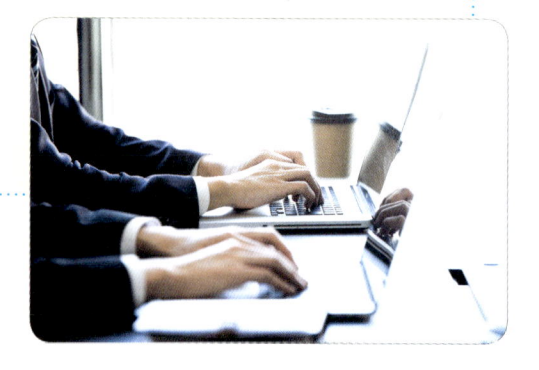

仕事のミスは目立つので、誰かの様子が変われば比較的早く気づかれます。

2

そんなある日、孝太郎さんは上司から、1週間後に来社する取引先のＡ社との打ち合わせに対応するよう言われました。孝太郎さんは最近のミスの汚名返上とばかりに、「はい」と力強く返事し、準備に取りかかりました。

ところが当日、準備万端整えた孝太郎さんが会議室でＡ社の担当者に渡した資料には、Ａ社のライバルであるＢ社の製品を販売するための戦略が書かれていたのです。Ａ社の担当者は戸惑った顔で「いや、これは……」と言ったきり、黙ってしまいました。

会議室の空気は凍りつきました。上司は慌てて孝太郎さんの腕を取り、会議室から退出させ、廊下で声を抑えながら孝太郎さんを強く叱りました。

「Ａ社って言ったろう！　なんてことをしてくれたんだ、君は！」と上司は怒り心頭です。でも、来社するのはＢ社だと思い込んで資料を作った孝太郎さんには、なにが起こったのか理解できません。

上司は「君はもういい。山田君を呼んできたまえ」と言い、孝太郎さんと一緒にＡ社を担当している同僚と交代させました。

同僚の対応でなんとかその日は切り抜けることができましたが、決定的な過ちをおかした孝太郎さんはショックを隠しきれない様子です。上司は「君、一度病院に行ったほうがいいんじゃないか？」と強い口調で言います。

孝太郎さんは翌日、会社を休みました。

仕方のないこととはいえ、認知症の人を強く叱るのは逆効果です。むしろ心配するくらいの器の大きさが上司には求められます。

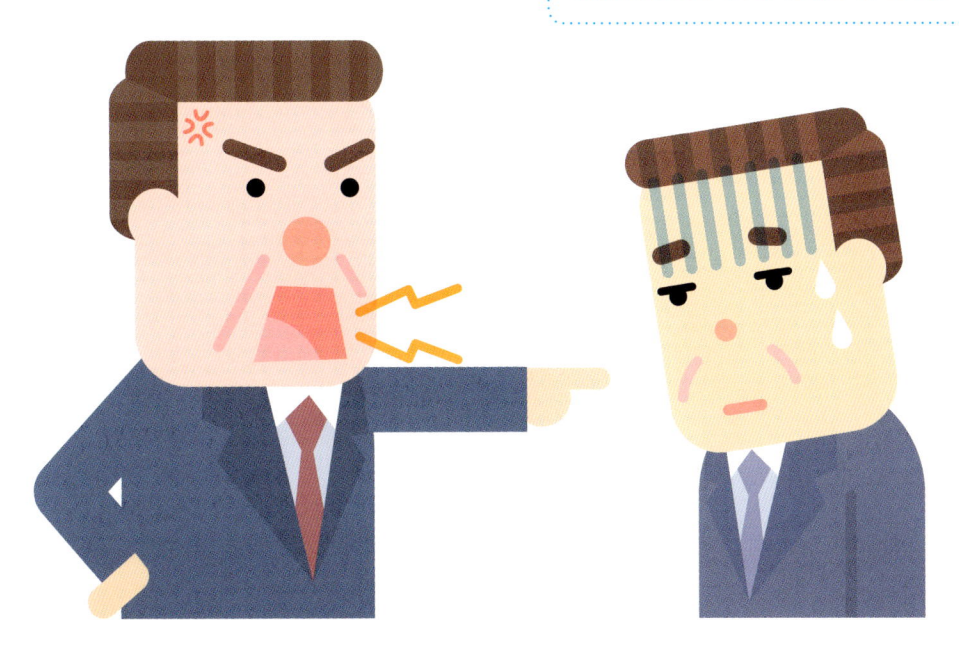

ケース 5

3

会社だけではなく、家でも孝太郎さんの様子は変でした。

孝太郎さんには妻と、小学5年生の娘がいます。先週の日曜は、娘のピアノの発表会であることを忘れ、一人で外出しようとしました。

娘が「パパ、どこへ行くの？　今日は私の……」と声をかけると、孝太郎さんは「なんだっけ？」と聞き返しました。おめかしをした娘が「忘れたの？　私のピアノの発表会だよ」と悲しそうな顔で言うと、孝太郎さんは「ああ、そうだったね。ごめん、ごめん。すぐに用意するよ」と、部屋に戻って着替え始めました。

その様子を目にした妻はため息をつき、孝太郎さんに病院に行ってもらおうと決意しました。

うっかり忘れることは誰にでもありますが、繰り返したり、周囲から見て忘れ方が不自然だったりする場合は受診が好ましいでしょう。

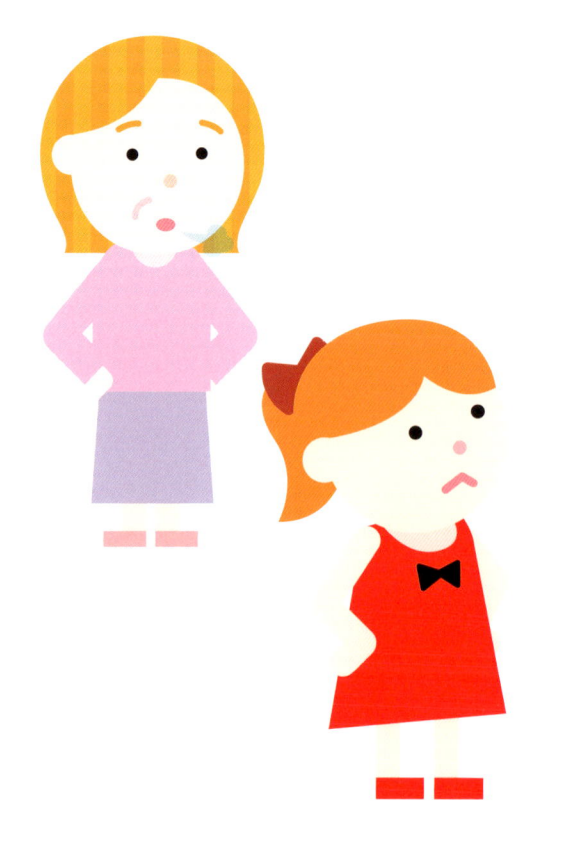
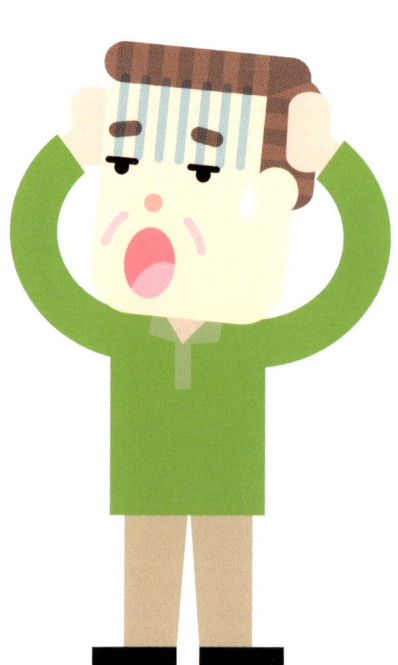

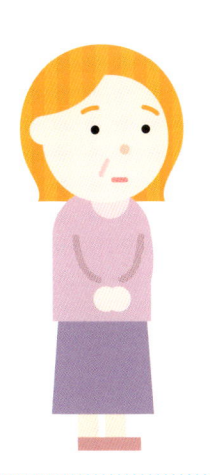
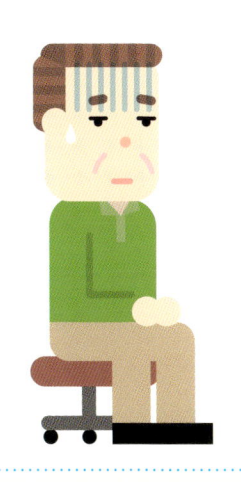
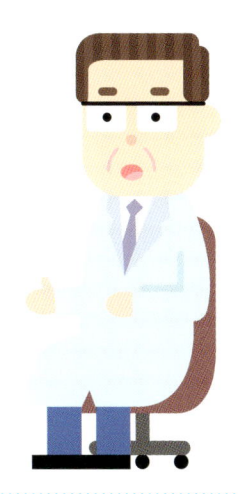

4

病院で孝太郎さんは「若年性のアルツハイマー型認知症」と診断されました。

一緒に診察室に入った妻が孝太郎さんの異変を医者に伝えたところ、「全般性注意障害」や「記憶障害」の症状が出ていると言われました。

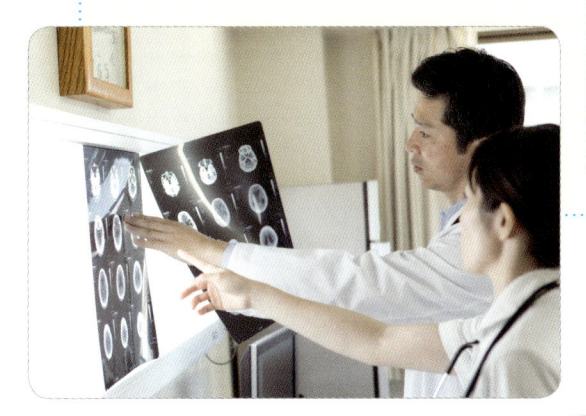

孝太郎さんは、「私が、認知症？」と大きなショックを受けた様子でしたが、会社でも家でも「言われてみればそうかもしれない」というような出来事が、あったような気がします。

ついに孝太郎さんは、会社の上司にすべてを話して部署を替えてもらおうと決心しました。そして妻のサポートを得ながら、できるかぎりの治療を受けることにしたのです。

認知症の人は自分が認知症であると診断されても、症状を自覚していないため、ぴんとこないことがよくあります。

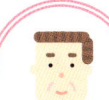

孝太郎さんにとって若年性認知症と診断されたのは残念なことでしょう。一方で、早めに受診して自分でもどうにか納得できたのは幸いでした。孝太郎さんが思いきって上司に相談したところ、あの厳しい上司が肩を落として「あのときは叱ってすまなかった」と謝り、孝太郎さんにできる仕事がないか、会社の人事担当者と相談を重ねてくれたそうです。また、孝太郎さんの妻は親族にすべてを伝え、協力してもらえるよう頼みました。先行きの不安がなくなったわけではありませんが、孝太郎さんは今も会社に通いながら治療を続けています。

ケース **6**

70代男性

病名

アルツハイマー型<ruby>認知症<rt>にんちしょう</rt></ruby>

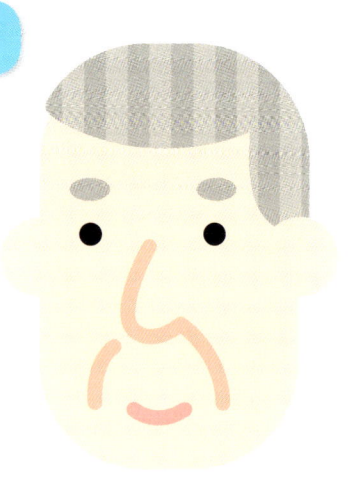

ここで見られる主な<ruby>症状<rt>しょうじょう</rt></ruby>

<ruby>視<rt>し</rt></ruby><ruby>空<rt>くう</rt></ruby><ruby>間<rt>かん</rt></ruby><ruby>認<rt>にん</rt></ruby><ruby>知<rt>ち</rt></ruby><ruby>障<rt>しょう</rt></ruby><ruby>害<rt>がい</rt></ruby>

車の運転が下手になる・

絵をうまく<ruby>描<rt>か</rt></ruby>けなくなる　など

1

　健さん（仮名）は75歳になる今まで、ずっと車の運転を得意にしていました。ところが最近、よく知っているはずの道でも迷うようになりました。

　趣味で絵を描く健さんは、毎週末に車で馴染みの画材店に行くのを習慣にしています。それなのに、あるとき「いつもの店に行く途中で迷子になって困った」と、二世帯住宅に同居する息子夫婦に打ち明けました。

　また、家の駐車場にバックで車を入れようとして、ブロック塀に車の後部をこすってしまう事故も起こしました。

　「あれほど運転が上手だった父が、家の駐車場で車をこするなんてあり得ない」と息子は思いました。健さんも、「いつも通りバックしたつもりなのに、どうしたことか、塀に当ててしまった」と、ショックを隠せない様子でした。

> 車の運転、特にバックでの<ruby>操作<rt>そうさ</rt></ruby>が下手になるのは<ruby>認知症<rt>にんちしょう</rt></ruby>の可能性を示すものです。

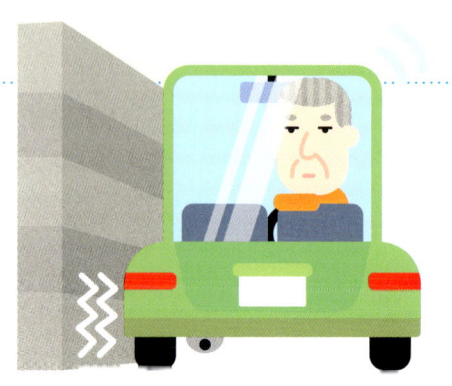

気になった息子の妻がインターネットで調べてみると、車の運転が下手になるのは、認知症の中でも特に知られているアルツハイマー型認知症に多い症状とのこと。

サービスエリアで出入り口を間違え、高速道路を逆走する事故が多発しているのも、運転者がアルツハイマー型認知症にかかっている可能性があるということでした。

健さんは絵画教室にも通っていましたが、最近は「デッサンができない。モデルの顔を見ても、なんだかよくわからないんだ」と言って、行かなくなってしまいました。自分の部屋では絵を描いているようですが、あまり筆がはかどらないようで、楽しそうではありません。

視力が落ちたわけでもなさそうなのに、健さんは上手だったことがだんだんできなくなっているようです。

息子夫婦は近いうちに健さんを説得し、一緒に病院へ行ってみようと話し合っています。

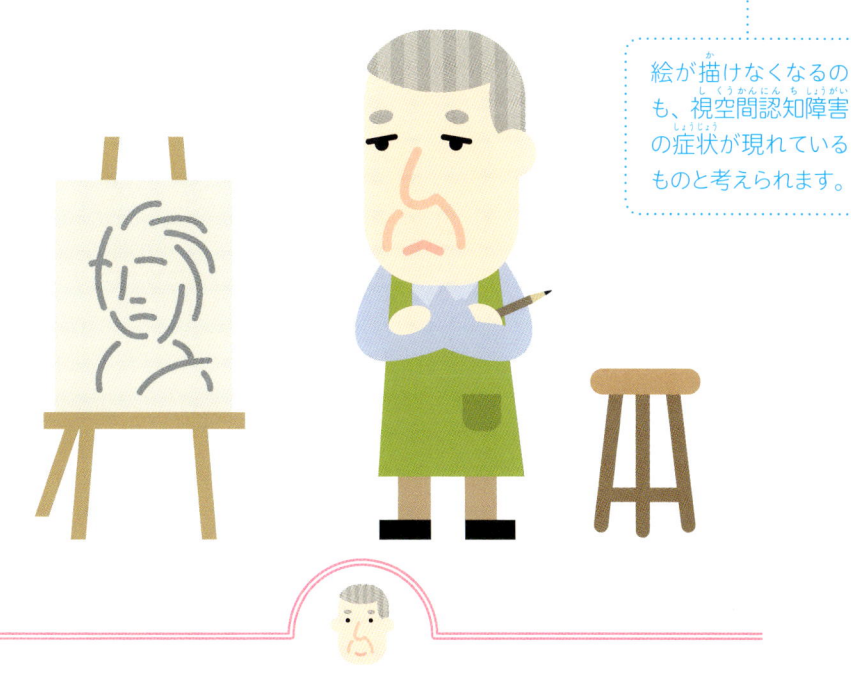

絵が描けなくなるのも、視空間認知障害の症状が現れているものと考えられます。

得意だったことができなくなるのは残念なことですが、このケースでは同居の息子夫婦が早めの受診を考えていることから、近いうちに適切な治療を受けることができるでしょう。万一の事故を考慮して、運転免許の返納も検討したほうがよいかもしれません。健さんにとってはつらいことが重なりますが、もともと理知的な健さんですから、息子夫婦のサポートで新しい人生を歩み始めることでしょう。

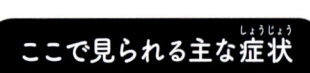

ケース **7**

60代女性

病名

血管性認知症（けっかんせいにんちしょう）

ここで見られる主な症状（しょうじょう）

遂行機能障害（すいこうきのうしょうがい）

ICカード（アイシー）のチャージや料理といった

手順を踏（ふ）む作業ができなくなる　など

1

　69歳（さい）の芳江（よしえ）さん（仮名）は、今日の夕方に孫が遊びに来るので、晩（ばん）ごはんに孫の大好きなハンバーグを作ってあげようと思い、材料を買いに行くことにしました。

　特別においしいハンバーグを作ろうと考えた芳江（よしえ）さんは、いつものスーパーではなくデパートの地下食品売場に行くことにし、電車に乗るため駅に向かいました。

　駅に着いた芳江（よしえ）さんは、ICカード（アイシー）にお金をチャージすることにしました。ところが、「チャージが終わりました」という音声がいつまで経っても聞こえてきません。

　そこで芳江（よしえ）さんはもう一度、お金を入れてチャージしようとしましたが、やはり音声は聞こえません。芳江（よしえ）さんは「おかしいな」と思いながら、もう一度お金を入れて……。

特定のこと（ここではチャージ）が苦手になるのは血管性認知症（けっかんせいにんちしょう）の可能性を示しています。

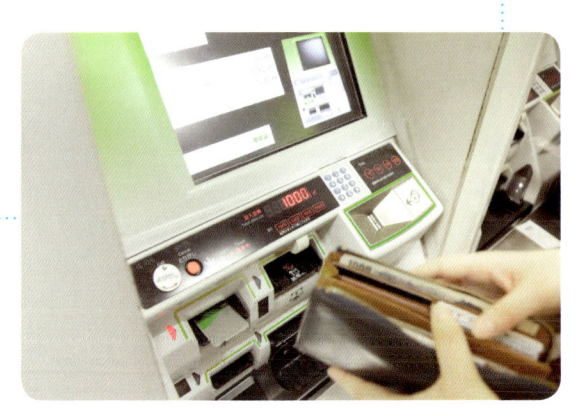

２

しばらくすると、音声の代わりに「どうされましたか？」という男性の声が後ろから聞こえました。若い駅員でした。

芳江さんは「え？　どうもしていないし、そちらの機械がおかしいのじゃないかしら」と思って説明しようとしましたが、それより早く駅員が「お一人のようですが、さっきから同じ切符を8枚も購入しておられますね。なにかお困りではありませんか？」と聞いてきました。

なぜそんなことを言うのか芳江さんには見当もつきませんでしたが、とにかく

「2,000円チャージしたいのに、なかなか終わらないんです」とだけ伝えました。すると駅員は「2,000円のチャージですね。お手伝いします」と言い、「画面のここに触れてから、ここにカードを差して、ここにお札を入れてください」と手順を追って説明しました。

芳江さんが無事にチャージを終わらせると、駅員は「切符代を払い戻しますから少しお待ちください」と言って駅員室に入っていきました。

認知症では多くの場合に症状を自覚しないため、芳江さんも駅員の行動が理解できません。

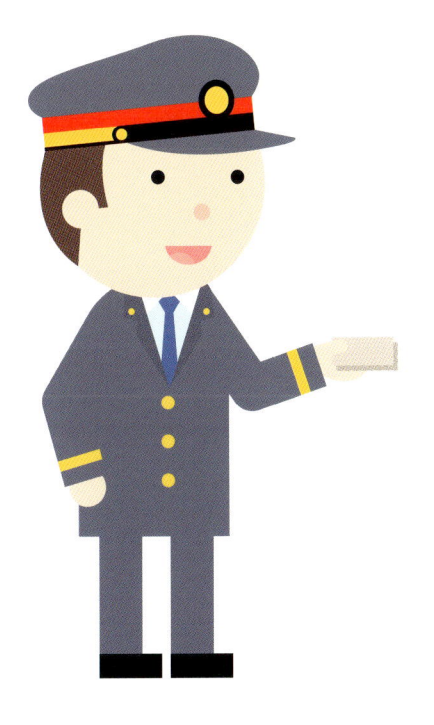
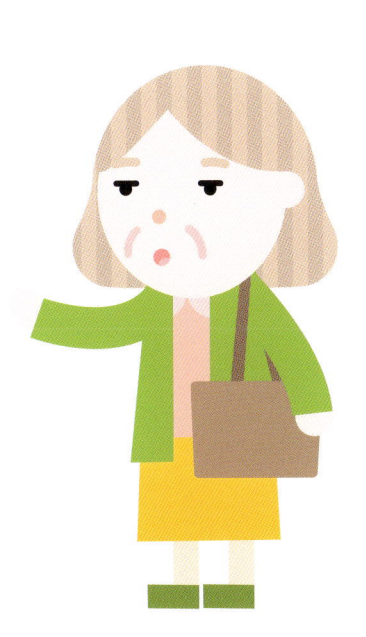

ケース **7**

3

払い戻しのお金を受け取った芳江さんはICカードで改札を抜け、3つ先の駅にあるデパートに行きました。

その道中、芳江さんの頭の中は「?」でいっぱいでした。「機械が言うことを聞いてくれなかっただけなのに、なぜお金をもらわないといけないのかしら?」と芳江さんは思いました。

でも、華やいだ雰囲気のデパートに入るとだんだん気分も変わり、芳江さんは孫のために買い物を済ませることができました。

> 血管性認知症では、これまで通りにこなせることもたくさんあります。

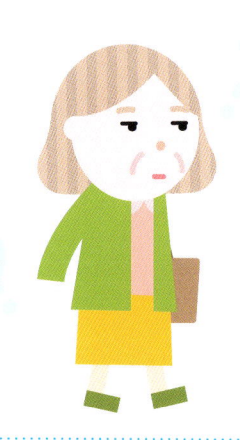
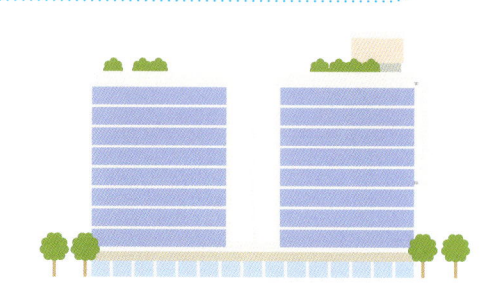

4

家に戻ってきてから、芳江さんはハンバーグづくりに欠かせないパン粉を買うのを忘れたことに気がつきました。仕方なく再び出かけた芳江さんですが、またよくわからないことが起こるといやなので電車はやめ、家の近くにあるいつものスーパーに行くことにしました。

このとき芳江さんは「パン粉」と書いた買い物メモを持って行きました。若い頃から少しおっちょこちょいなところがある芳江さんは、ほかに気を取られて目的の品を買い忘れることのないよう、メモを使う習慣をつけていたからです。そのメモが役に立ち、ちゃんとパン粉を買うことができました。

> メモは認知症の人が生活する上で有効なツールです。この場合はもともとメモの習慣があったことが幸いしました。

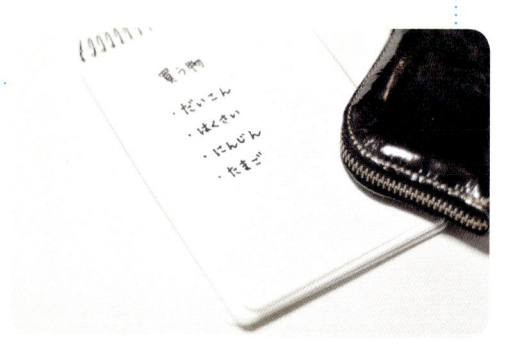

5

帰宅した芳江さんはさっそく料理に取りかかりました。玉ねぎをみじん切りにして、ひき肉、卵、パン粉をボールに入れ、何度もこねてから形をつくり、フライパンで焼く……。

ところが、焼いているうちにハンバーグがぼろぼろと崩れていきます。「なんで？ どうして？」と思っているうちに、ところどころにダマのある「そぼろ」のようなものになってしまいました。

芳江さんは火を止めて、「なぜこうなるの？ いつもと同じように作ったのに……」

としばらく立ち尽くしました。いくら考えても失敗した理由がわかりません。ハンバーグは孫のために何度も作ったことのある芳江さんの得意料理です。なのに、今日はそれが作れない……。フライパンが古くなって使えなくなったってこと……？ でも孫がもうすぐやって来るから、新しいフライパンを用意している時間はない……。

芳江さんは絶望感と強い疲れを感じ、キッチンの椅子に座り込んでしまいました。外はすでに日が暮れようとしています。

> 認知症の人は自覚がないため、いくら考えてもうまくいかない原因がわからず、疲れてしまうことがあります。

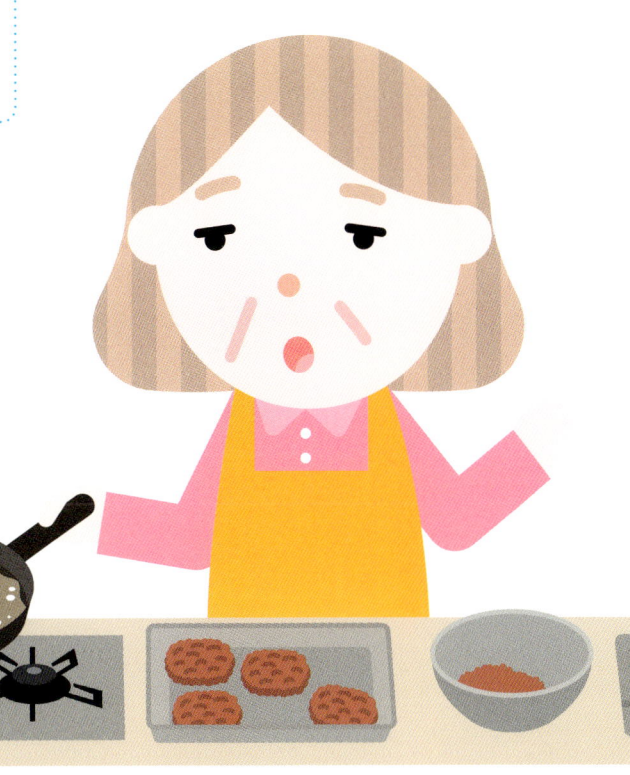

ケース 7

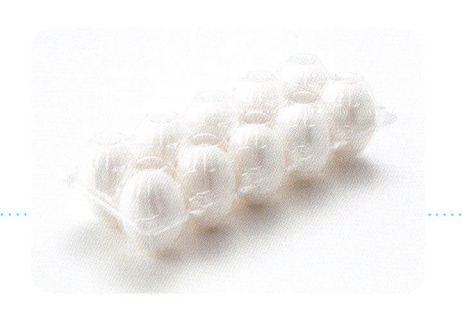

6

そこへ、芳江さんの娘に連れられて孫がやってきました。晩ごはんのハンバーグが楽しみな様子で、「おばあちゃん、ハンバーグできた!?」と大きな声でキッチンに入ってきました。

ところが、おばあちゃんは台所で明かりもつけずに座っています。心配になった孫は「どうしたの？」とおばあちゃんに声をかけました。娘も「お母さん、どうした？」と声をかけます。

芳江さんは悲しそうに孫を見つめて言いました。「おばあちゃん、ハンバーグがうまく作れないの……。フライパンのせいじゃないかと思うんだけど」。

娘がフライパンの中を見ると、確かに少し焦げた「そぼろ」のようなものが入っています。そのすぐ隣には未開封の卵のパック。娘が「もしや」と流しの三角コーナーに目を向けると、案の定、卵の殻が見当たりません。

「お母さん……これ、卵を入れ忘れてるよ」と娘が言いました。「卵……？」と芳江さんは言いました。

「いやだ、私が卵を入れないわけがないじゃない。ハンバーグを作るのに卵を入れないなんて……」

認知症になると、料理のように手順を考えながら進めることが苦手になります。

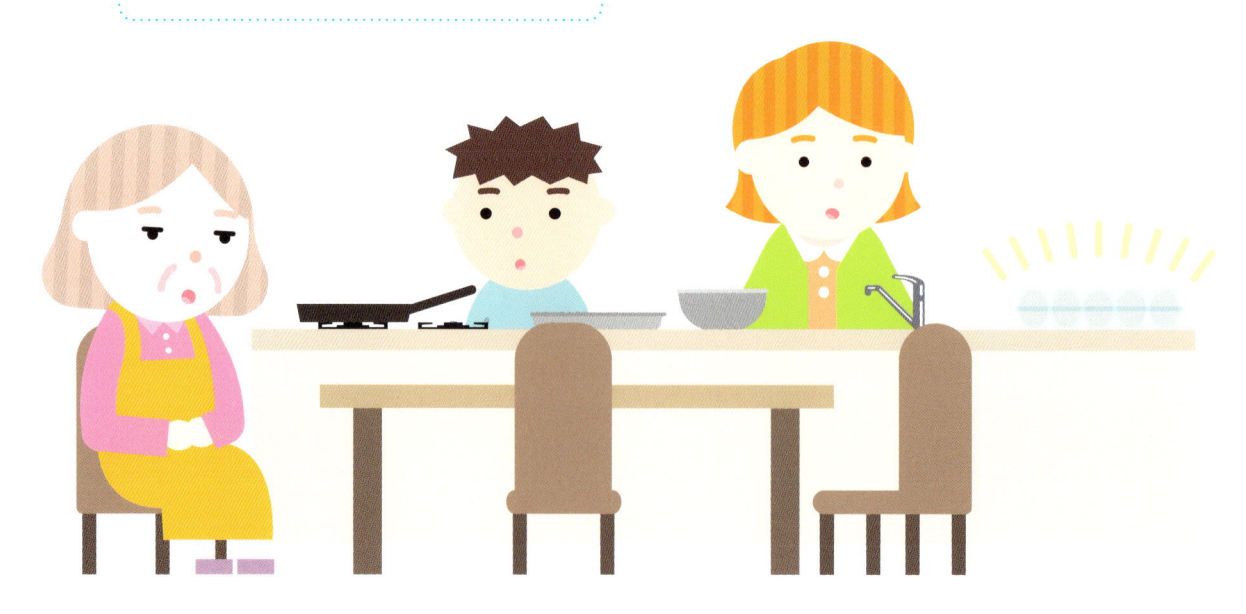

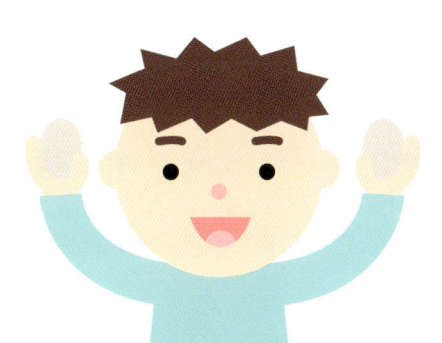

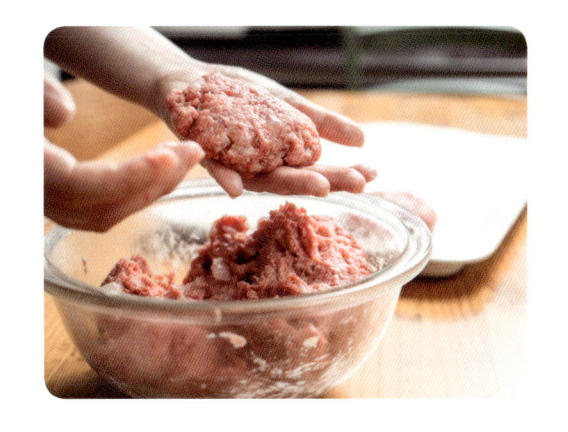

7

そこに孫の明るい声が響きました。「失敗は誰にでもあるんだよ。僕、まだごはんを我慢できるから、僕と一緒に卵を入れて作り直せばいいじゃない」。

ただならぬ様子の芳江さんを刺激しないよう、娘が「よくあること」という調子で「そうよそうよ。足りなそうなものをそこのスーパーで買ってくるね」と言って走り出ていきました。

最近料理に興味を持ち、台所仕事をよく手伝っている孫が、しっかり卵を割り入れたハンバーグの「たね」を、母親と一緒に楽しそうにこねています。

芳江さんはずっと「卵を入れなかったわけはないのに、なんでうまくいかなかったのかしら」と腑に落ちない気分で座っていましたが、元気な孫を見ているうちに笑顔が戻り、気を取り直してハンバーグをこね始めました。今度はきっとうまく焼けるはずです。

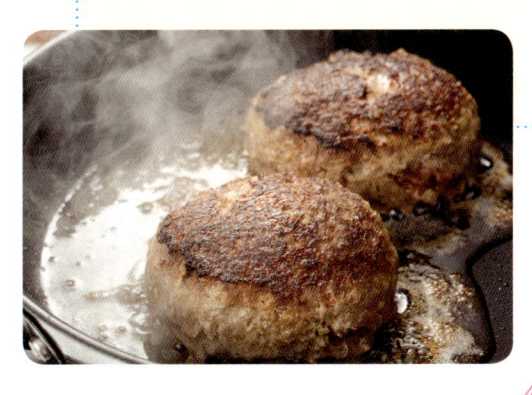

> うまくできない原因がわからないというもどかしさは解決しなくても、家族など親しい人といることが認知症の人にとって大きな力になります。

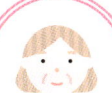

血管性認知症では、これまでと同じようにできることがたくさんある中に、できないことが突然出てくるため、本人はなにが起こっているのかわからず、戸惑い、疲れてしまいます。芳江さんも大変な一日を送ることになりましたが、孫の明るいエネルギーに救われました。芳江さんは後日、娘に連れられて病院に行き、認知症の診断を受けました。現在は得意のメモを活用するなどの工夫をして、これまでと同じように一人で暮らしています。

ケース 8

50代男性

病名

前頭側頭葉変性症
（意味性認知症）

ここで見られる主な症状

失語

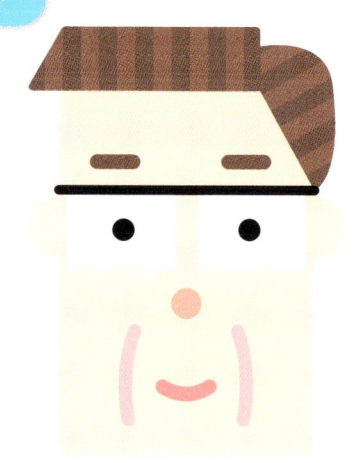

物の名前が出てこなくなる・

正しい言葉を使えなくなる　など

1

和則さん（仮名）は59歳。数年前から人や物の名前を忘れてしまい、口に出せないことが多くなりました。

ある日のこと、和則さんが妻に向かって「あれだよ、ほら、あれ。ここまで出てきているんだけど」と喉に手をやり、言葉が出るのを待っています。でも出てきません。

和則さんの頭の中には「りんご」の画像が浮かんでいました。でも、その名前を言葉にできないのです。

物の名前を思い出せないことは誰にでもありますが、何度も繰り返す場合は認知症が疑われます。

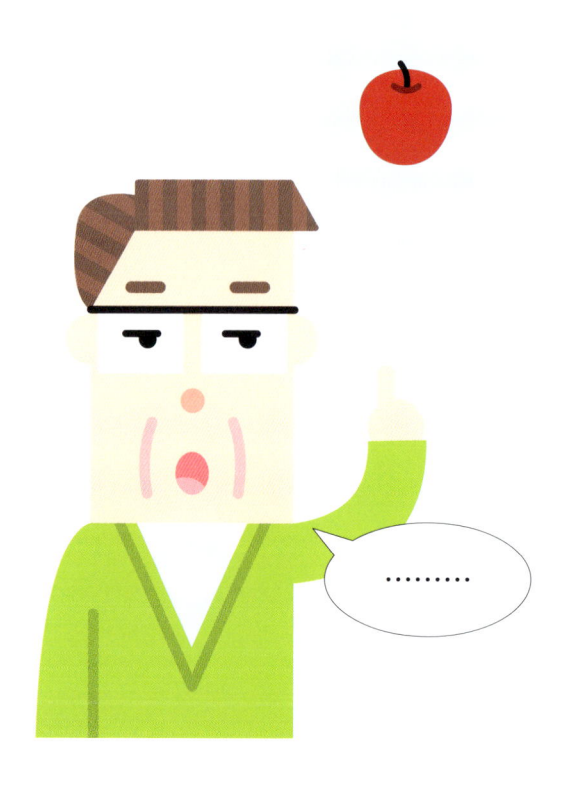

………

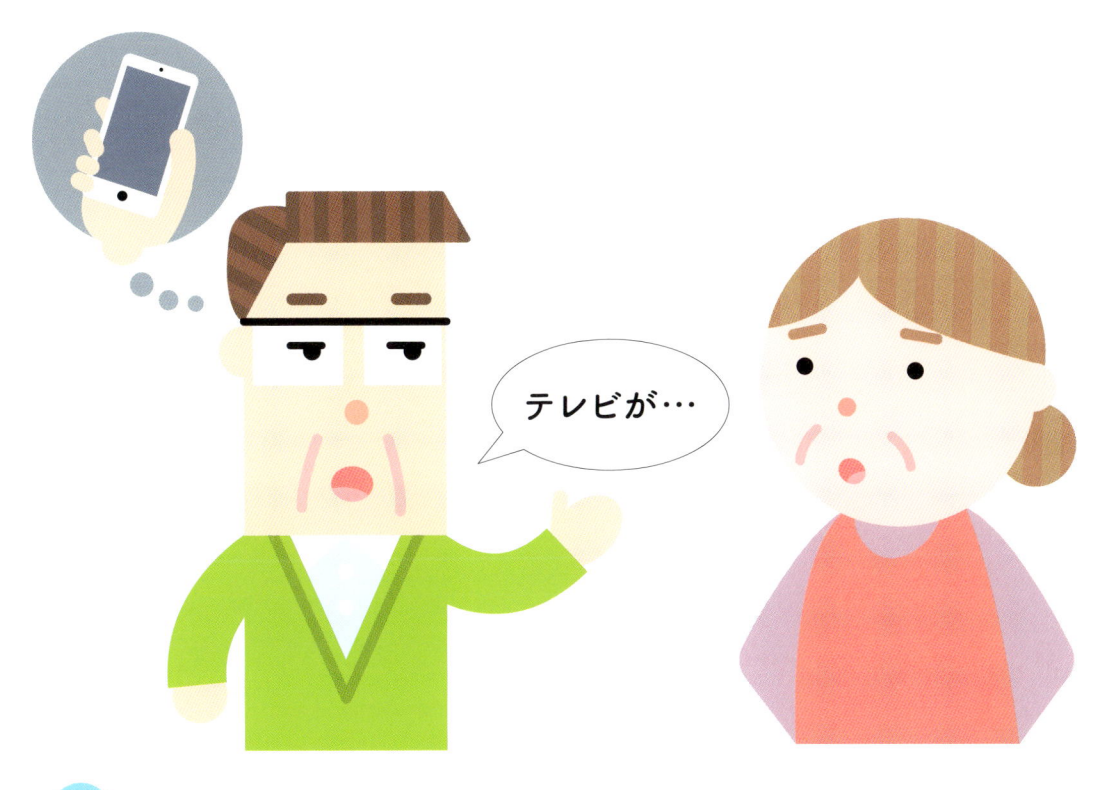

テレビが…

2

最近の夫によくあることなので妻は気にしませんでしたが、和則（かずのり）さんが続けた話には首をかしげてしまいました。

「いや、昨日ね、久しぶりに昔の同僚（どうりょう）からテレビがかかってきたのだけど、電車に乗っていたから出られなかったの。電車を降（お）りたらすぐにかけ直したよ。懐（なつ）かしくて30分以上も話し込んじゃった」

どうも夫は、「テレビ」と「携帯電話（けいたい）」を言い間違（まちが）えているようなのですが、本人はそれに気づいていないのです。

そのあと和則（かずのり）さんは、先ほどの「あれ」のことを、ついに「赤くて丸い」と遠回しに表現することができました。でも「りんご」という名前は出てきません。

次第にイライラをつのらせる和則（かずのり）さん。そこでようやくピンと来た妻が「それって、りんご？」と言うと、「そうそう！　りんごだ、りんご！」と喜び、同僚（どうりょう）の話の続きを語り始めました。

それは「昔の会社の同僚（どうりょう）が故郷（こきょう）の長野県に戻り、りんご農家になったことを知らされて驚（おどろ）いた」という内容でした。

こんなふうに、人の助けを借りて物の名前を思い出せることもある和則（かずのり）さんですが、たいていの場合は思い出せず、イライラして終わります。

物と名前が一致（いっち）しないことが多い場合、失語（しつご）の症状（しょうじょう）が現れていると考えられます。

ケース 8

3

それから3か月が経った頃、和則さんの言い間違いは頻繁になり、パソコンのことを「ぱしこ」と言ったり、ハンカチのことを「かちん」と言ったりするようになりました。

最近では「食べる」という言葉がなにを意味するのかがわからないようで、妻が箸と茶碗を手に持ったジェスチャーをして見せると、ようやく和則さんに「食事の時間」だと伝えることができます。

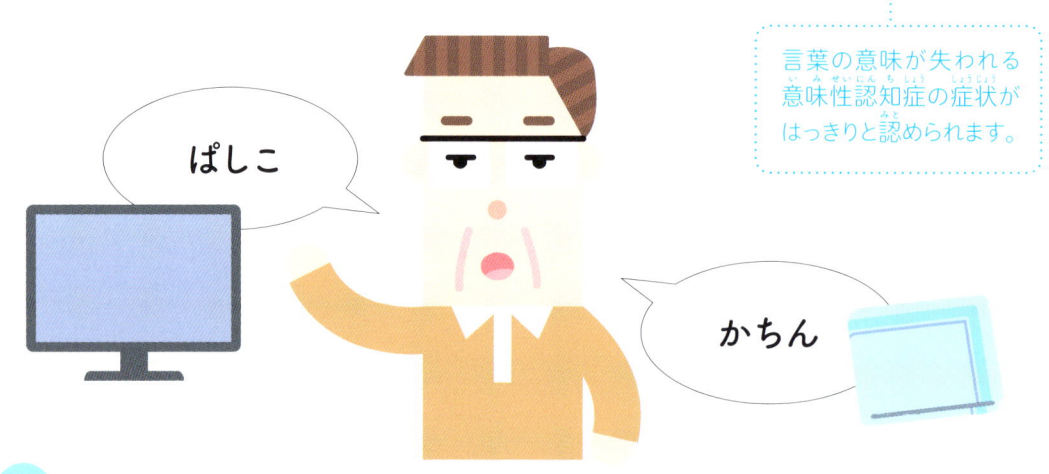

ぱしこ

かちん

言葉の意味が失われる意味性認知症の症状がはっきりと認められます。

4

そんな中、夫妻は結婚記念日にレストランへ行きました。和則さんはメニューを読んでもよくわからないようで、すべてを妻に任せました。

テーブルに届いた料理を食べ始めると、和則さんが新婚旅行で行ったハワイの話を始めました。「ホノルルの空港を降りたときにさ」。妻が「懐かしいわね、ホノルル」と受けると、和則さんは自分で言い出した話なのに、「ホノルルってなに？」と妻に問うのでした。さすがに妻は「これは認知症かも」と思いました。

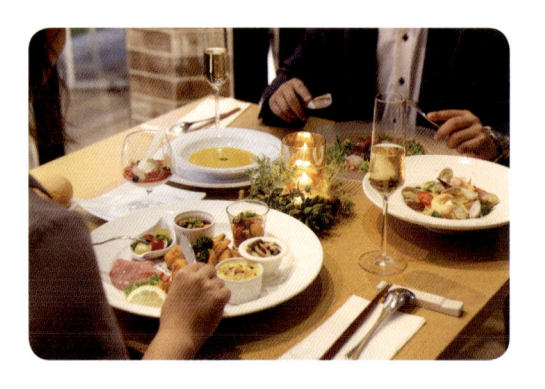

この場合も、言葉の意味が失われていることが見て取れます。

英語が得意だった和則さんは英語の本をよく読んでいたのに、言葉の意味がわからなくなったらしく、ほとんど読まなくなりました。

話し方も全体的にたどたどしくなり、言葉が口から出てこないのがいやなのか、自分から話しかけてくることもめっきり減りました。「このまま夫は言葉を失っていくのだろうか……」と、妻は心配でなりません。

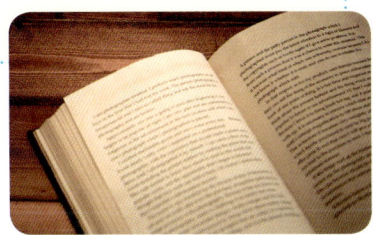

意味性認知症になると、言葉を表す文字を読んでも意味をくみとれなくなります。

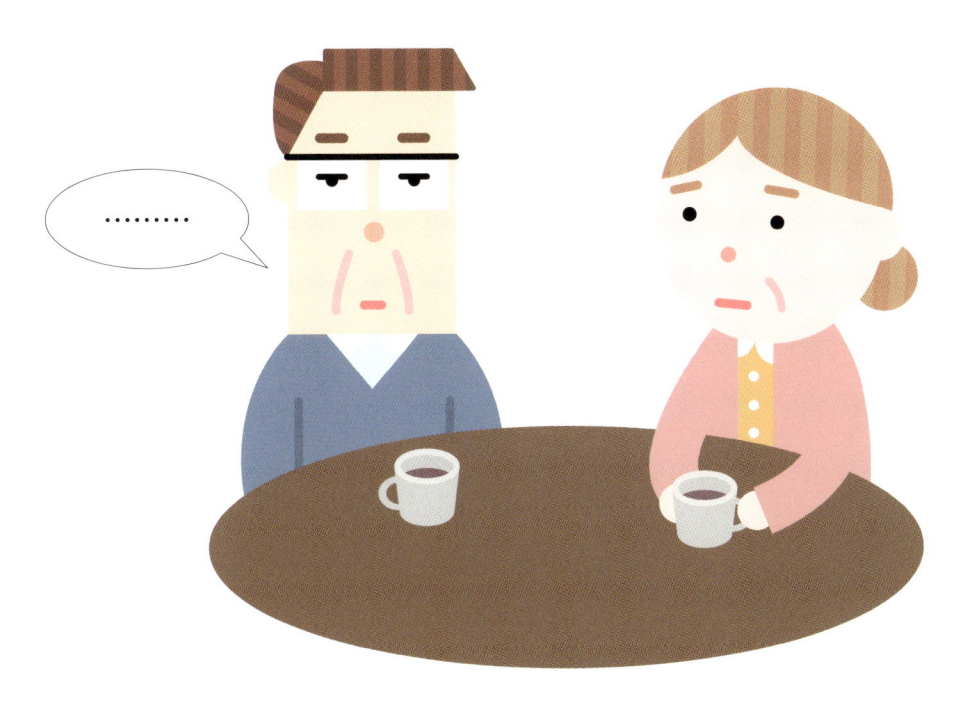

……

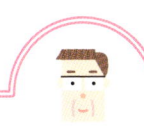

言葉の意味がわからなくなり、言葉を使う機会そのものが減っていくのは人間としてとてもつらいことです。和則さんの妻は今後の生活を考え、和則さんを連れて病院に行き、認知症の治療を始めることにしました。現在、和則さんは通院しながら自宅で静かな生活を送っているそうです。

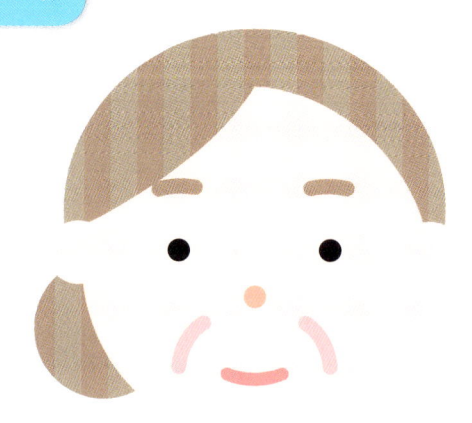

ケース **9**

70代女性

病名

大脳皮質基底変性症
（だいのうひしつきていへんせいしょう）

ここで見られる主な症状（しょうじょう）

失行
（しっこう）

入浴の手順がわからなくなる・

服をうまく着られなくなる　など

1

　珠子さん（仮名）は76歳。一人暮らしです。本人は気づいていませんが、最近、珠子さんの日常生活に変化がありました。入浴の時間がどんどん短くなっているのです。

　定年で退職するまで会社に勤め、責任を持って人と接する立場に長くいた珠子さんにとって、身だしなみに気をつかうのは当然のことです。若い頃からお風呂にも時間をかけてきました。それなのに入浴時間が短くなっているのは、身体や髪を洗う手順をどんどん省くようになったからです。

　あるとき、服を脱いでお風呂場に入ったのに、なにを使って、どういう手順でどこを洗えばよいのかを思い出せないことがありました。珠子さんは仕方なく適当な手順で思いつくことをし、「たかだかお風呂だし、これでいいわ」と納得して、あまり気にせず上がりました。

　それ以来、同じようなことが頻繁に起こるようになって珠子さんの入浴手順はどんどん省かれていき、今ではすっかり「カラスの行水」になっています。

> 認知症によるものと考えられる変化を、珠子さんはほとんど自覚していません。

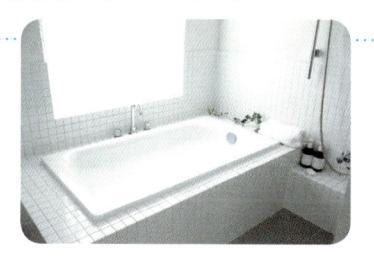

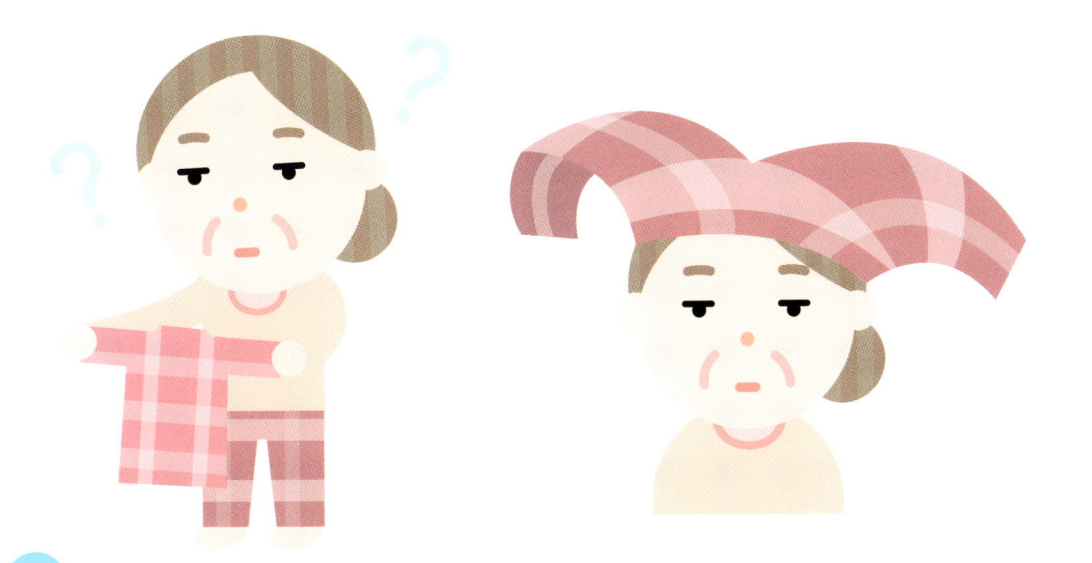

2

　一方、入浴時間が短くなったのとは逆に、お風呂を上がってからパジャマを着終わるまでの時間が、ものすごく長くなりました。

　どうしたわけか、パジャマをスムーズに着ることができなくなったのです。腕をどの穴に通せばよいのか、ボタンはどうやって留めたらよいのか、いっこうに思い出せないのです。時にはパジャマのズボンを頭からかぶってしまうこともあります。

　休みながら1時間くらいかければどうにか着ることができるので、珠子さん自身は「多少手間取るけど、困るほどではない」と思っています。ただ、ベッドに入る時刻がずいぶん遅くなりました。結果として朝の起床も遅くなります。

　ゆっくり湯船に浸かることがなくなったせいもあるのか、珠子さんは全身に疲れた感じを漂わせるようになりました。珠子さん自身は気にしていないようですが……。

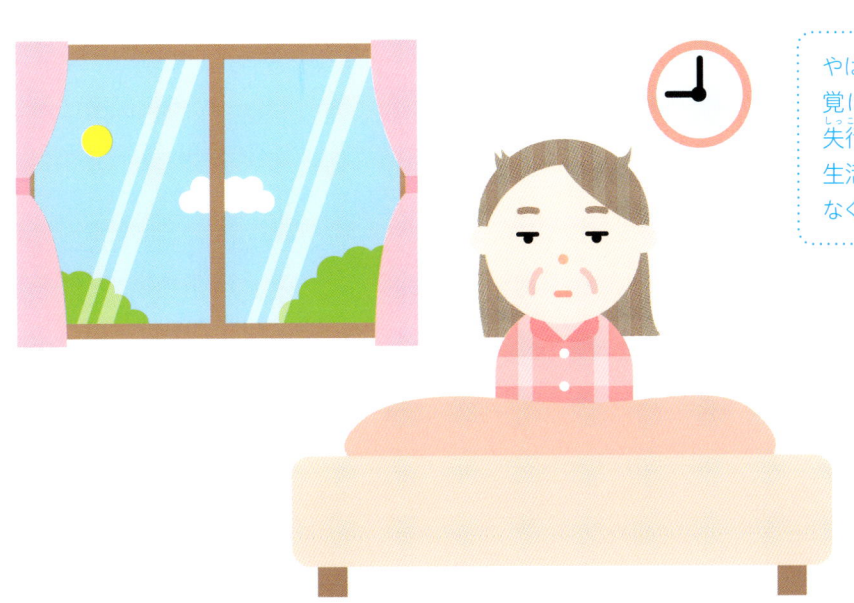

やはり珠子さんに自覚はありませんが、失行の発症によって生活の質はいやおうなく低下します。

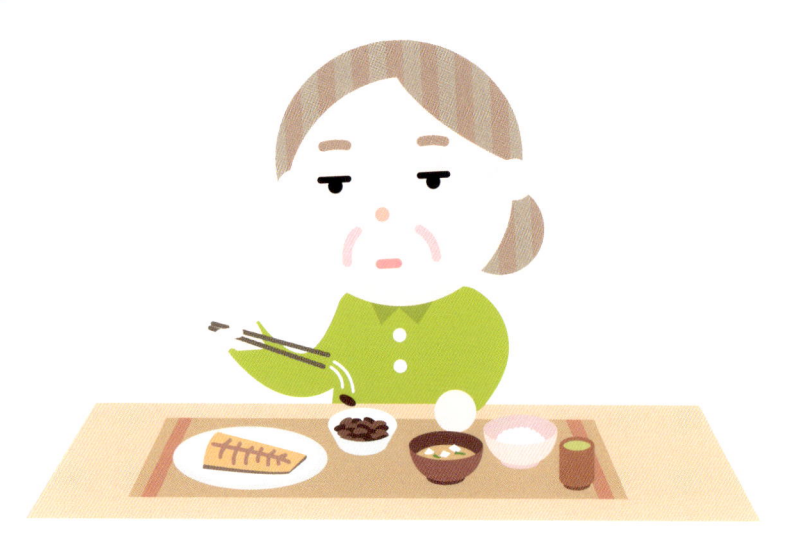

3

　珠子さんは今、日常生活で必要な道具を使うことも苦手になっています。

　箸で魚の骨を取る、豆を一粒つまむといった細かい操作ができなくなってきたし、テレビを見ようとしてもリモコンのどのボタンを押せば電源が入り、どのボタンを押せばチャンネルを替えられるのか思い出せず、リモコンを手にしたままじっと考え込んでしまうこともあります。

　わからないと面倒なので、珠子さんはいつも途中でやめてしまいます。

自覚がないため、自身の変化を深く考えることがありません。認知症の特徴の一つです。

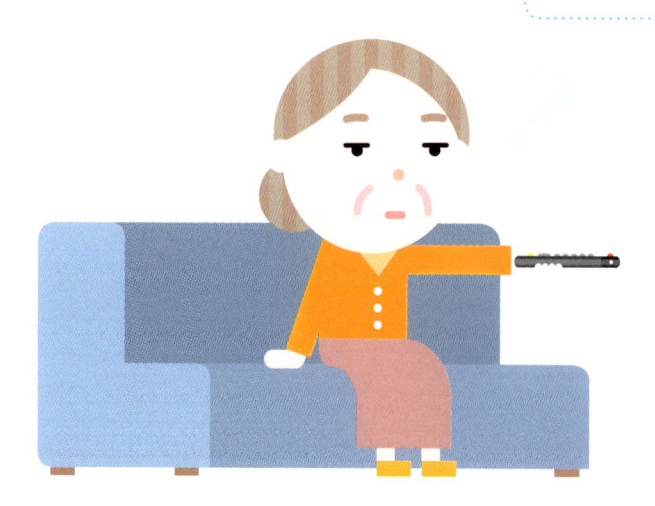

4

先週末、小さな孫が遊びに来ました。孫は覚えたてのジャンケンが好きで、「チョキ出して」と珠子さんにチョキを出すようにせがみますが、珠子さんはすぐに手でチョキが作れません。孫は「これがチョキだよ」と教えてくれるのですが、自分ではチョキが出せず、孫のチョキを「上手なチョキだね」と、ほめることしかできませんでした。

また、ひとしきり遊んで家に帰る孫が玄関先でバイバイをしても、珠子さんはすぐにバイバイを返せませんでした。

最近、そうした不具合のようなものが少し増えたような気がしている珠子さんですが、「小さなことばかりだし、別に問題はないわ」とも思っています。

これも失行の症状が現れたものと考えられますが、珠子さんはまだ自覚していません。

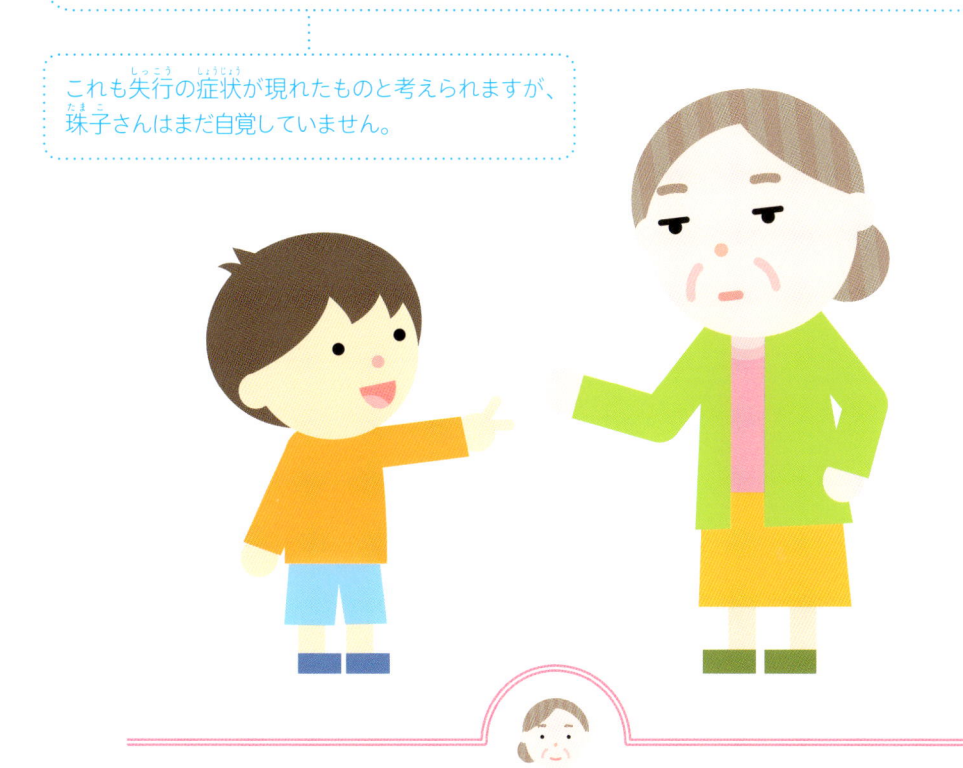

大脳皮質基底変性症は18〜25ページで解説した主な認知症には入っていませんが、アルツハイマー型認知症、レビー小体型認知症、前頭側頭葉変性症と同じく、脳の神経細胞に異変が起こることで発症する認知症です。この事例から、認知症の人は症状を自覚せず、なんとなく成り行きで生活している間に病気が進行していくことがよくわかります。珠子さんの場合、娘（孫の母親）が訪ねてきたときに異変に気づき、いやがる珠子さんを説得して病院に連れていったそうです。

ケース **10**

80代女性

病名

前頭側頭葉変性症
（行動障害型前頭側頭型認知症）

ここで見られる主な症状

社会的認知の障害

万引きや割り込みといった

反社会的な行動をとる　など

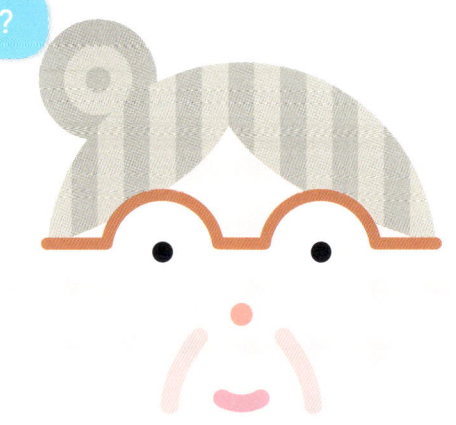

1

亜由美さん（仮名）は高校生で、家の近くのコンビニエンスストアでアルバイトをしています。

そこに最近、80歳を少し超えたくらいの、ちょっと変わったおばあさんが買い物に来ます。そのおばあさんの行動は、社会の常識から逸脱していることが多いのです。

たとえば「万引き」です。
といっても、万引きは普通、見つからないようにこっそりとやるものですが（もちろん犯罪です）、おばあさんは堂々と、さも「これは自分のもの」という感じで商品を手に持ったかと思うと、スタスタと店の外に歩いて出ようとするのです。

亜由美さんがあとを追いかけて「困ります。お金を払ってもらわないと」と腕に触れると、「なにを言うの、この子は。お金払ったじゃないの」と大きな声で反論します。

堂々と反社会的な行動をとる場合、行動障害型前頭側頭型認知症が疑われます。

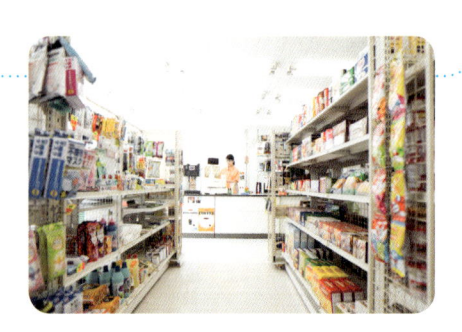

2

　なんとか説得して店内に戻ってもらい、レジ待ちの列に並んでもらおうとしても、おばあさんは並ぼうとせず、順番を抜かして前に出ようとします。

　ほかのお客さんが怒ったような顔をしておばあさんをにらんでも、いっこうにお構いなし。俗に言う「空気を読む」ことをせず、自分勝手な行動を取ります。

　亜由美さんが店長にそのことを報告すると、店長も「そうなんだよ、あのおばあさん。もしかすると認知症かもな」と対応に困っているようでした。

　こういう場合、警察に通報するのがよいのか、あるいは、おばあさんから名前や自宅を聞き出し、家の人と相談したほうがよいのか……。亜由美さんはおばあさんが店に来るたびに考えています。

他人のことはお構いなしに自分勝手に振る舞うのも行動障害型前頭側頭型認知症の特徴です。

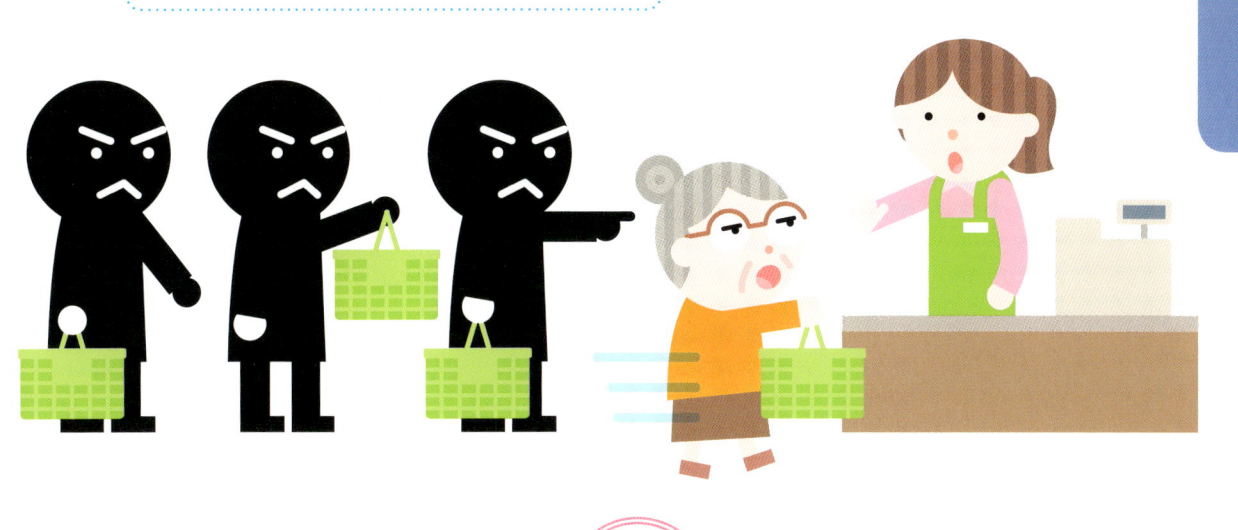

　このおばあさんが行動障害型前頭側頭型認知症にかかっていることは、ほぼ確実でしょう。おばあさんのことを心配する亜由美さんは素晴らしい若者ですが、一人の力では解決が難しいので、この場合は店長から警察に相談してもらうのがよいでしょう。警察は地域社会を守る公の機関ですから、認知症を疑われる人への対処法を心得ているはずです。

本人の気持ちを想像して、穏やかに。頭から否定するのはやめましょう

認知症になると、ケーススタディで見てきたようなことが、しばしば起こります。そういうときは家族など身近にいる人が認知症の人に声をかけ、危険なことや不衛生なことなどが発生しないよう、コミュニケーションをとることになります。

ただ、認知症の人は本人にしかわからない見方や感じ方をしているため、かける言葉にも工夫が必要です。本人の立場になって気持ち（発言や行動の理由）を想像するという基本に立ち返り、頭から否定することなく、穏やかに声をかけるよう心がけましょう。

ここでは、いくつかのケースで効果的と考えられている声かけの方法を紹介します。

物盗られ妄想があるとき

大変、一緒に探しましょう

自分のお金やバッグなどを「盗まれた！」と思い込んでいるときには、「それは大変。一緒に探しましょう！」と共感し、本人の気持ちに寄り添いながら対応しましょう。

一緒に探すときは、本人よりも先に見つけたとしても、見つけやすい場所にさりげなく置き直すなどして、本人に見つけてもらうことが大切です。「ここにあったよ」と見せると、本人は「盗んだくせに見つけたふりをしている」と疑うことがあるからです。

暴言や暴力があるとき

どうかしましたか？

暴言や暴力の背後にある理由を想像しながら対処します。

無理やり落ち着かせようとするとかえって怒りが高まるので、「どうかしましたか？」と穏やかに声をかけ、高まった気持ちを落ち着かせましょう。

辞めた会社に行こうとするとき

今日はどんな仕事をするの？

肯定的（同意して認めること）な言葉をかけるのがよいでしょう。たとえば「今日はどんな仕事をするの？」と聞くのは効果的です。

「仕事、もう辞めたじゃない」などと否定するのはよくありません。

食事したことを忘れたとき

準備しているから少し待ってね

など

食事をしたばかりなのに「ごはんはまだ？」とうったえるときは、「今、準備をしているから少し待っていて」と本人に納得してもらい、その場を収めましょう。

あるいは、「お昼に食べたチャーハン、おいしかったね。お腹が空いているなら、あとでおやつを一緒に食べましょう」と対応したり、あらかじめ一食分の食事量を減らしておき、その分の小さめのおにぎりなどを出したりすると落ち着くこともあります。

「さっき食べたばかりじゃない」と否定するのはよくありません。

ビニールなど食べ物ではないものを口に入れているときは、「お腹、空いたよね」「昨日買ったお菓子があるから一緒に食べようか」「こっちのほうがおいしいよ」と上手に誘導しましょう。

「それは食べ物じゃない」とか「変なことしないで」と間違いを強く正そうとすることは、本人に恥ずかしさを感じさせたり、怒らせたりすることになるのでやめましょう。

異食行動があるとき

こっちのほうが
おいしいよ

幻覚があるとき

別の部屋に行きましょう

など

幻覚によって、「部屋の中にたくさんの虫がいる！」と怖がっているときは、「虫がいるんですね」と本人の言葉を復唱しつつ、「気持ち悪いですね。あっちの部屋に逃げましょう」「追い払いますから別の部屋で休んでいてください」と、自分も虫が見えているように振る舞いましょう。

「知らない人がいる」と言うときは、「さっき郵便の人が来ていましたよ」とはぐらかすのも方法です。「虫なんて（人なんて）どこにもいないじゃない」と否定するのはよくありません。

入浴をいやがるとき

なぜいやなのか、
教えて

入浴をいやがるときは、なぜいやなのかと親身になって聞きましょう。「熱いのがいや」「傷にしみる」といった理由があれば、お湯をぬるくしたり、傷口を保護したりして対応します。

「いいから、さっさと入って」「体が臭くなってもいいの？」と無理強いしたり、脅かして誘導したりするのはよくありません。ますます態度を硬化させ、関係を悪化させることにもなりかねません。

着替えをいやがるとき

腕を上げてください

など

寝る前にパジャマに着替えるのをいやがる人がいます。なぜ服を脱ぐのか、理解できないからです。

「寝る時間なのでパジャマに着替えましょう」と着替える理由を伝え、「腕を上げてください」「ボタンを留めてください」と一つずつ伝えれば、納得して着替えてくれるでしょう。

理由を伝えず、無理やり着替えを強要してはいけません。

失禁があったとき

お腹の調子はいかがですか

など

トイレが間に合わず、下着や部屋を汚してしまったとき、一番ショックを受けているのは本人です。「お腹の調子はいかがですか？」と相手の気持ちに寄り添った言葉をかけましょう。

トイレの扉に「トイレ」と張り紙をしたり、自室からトイレまでの道順を矢印で示したり、夜間は明るくしておいたりするのもよいかもしれません。

「どうしてもっと早くトイレに行かなかったの？」と叱ったり責めたりすることは避けましょう。

排泄のとき

下着を交換しましょう

おむつを交換するときは、「おむつを替えますね」と言うのではなく、「下着を交換しましょう」と言いましょう。羞恥心や情けないと思う気持ちに配慮することが大切です。

また、周囲に聞こえないように小さな声で接することも大事です。

徘徊があるとき

送りますよ

など

「送りますよ」などと声をかけて、しばらく一緒に歩き、頃合いを見計らって「そろそろ戻りましょうか？」と帰宅を促してみましょう。自室に閉じ込めたり、家の中から鍵をかけて外出できないようにしたりすると、ますます症状がひどくなる場合もあります。

弄便をするとき

シャワーでさっぱりしましょう

自分の便をいじったり、便を触った手をカーテンで拭いたりしているときは、「手が汚れていますね。洗ってきれいにしましょうか」「シャワーを浴びてさっぱりしましょうか」などの声かけをしましょう。

本人は便を漏らしてパニックになっていたり、便だと思わずにいじっていたりします。「汚いからやめて！」などと叱ると、ますます混乱してしまうのでやめましょう。

自分がどこにいるのかわからなくなっているとき

一緒に
行きませんか

認知症の人が時間や場所がわからなくなり、不安や焦りを感じているときは「お困りですね。どちらに行かれますか？」「よろしければ私が案内しますので、一緒に行きませんか？」と不安や焦りを取り除けるよう、丁寧な声かけを心がけましょう。

買い物のレジで困っているとき

大丈夫、
待ちますよ

買い物先のレジで、財布からお金をいくら出せばよいのかわからなくなっているときは待つことが大事です。
みなさんが後ろに並んでいるお客なら、怒ったりイライラしたりせず、「大丈夫、待ちますよ」と笑顔で声をかけましょう。
また、みなさんが店員なら、急かすことはせず、「100円玉を何枚、10円玉を何枚、お願いします」と具体的に伝えましょう。

この項目の参考Webページ

[朝日生命]
「認知症の方とのコミュニケーションのコツとは？ ポイントを押さえて信頼関係を築こう」
「認知症の方が言うことを聞かない原因とは？ 行動例や対処のポイント」

[沼田クリニック]
「『まだご飯を食べてない』と言われたら」
「食べ物以外を口にしてしまう」
「『お金（貴重品など）が盗まれた』『〇〇が盗んだ』と言われたら」
「見えないもの（幻覚・幻視）が見えると訴えてきたら」
「勝手に外へ出かけようとするときは（徘徊）」
「トイレ以外の場所で排泄してしまう・失禁してしまう」
「便をいじる・便で衣服などを汚してしまう（弄便）」

[丹沢病院]
「認知症の方を落ち着かせる方法・コミュニケーション（症状別の接し方）」

[相談e-65]
「認知症の人との接し方。『言ってはいけない言葉』とは？」

[ALSOK介護]
「認知症の家族への接し方・声かけのポイント」

[ハートページナビ]
「【認知症ケア】やってはいけない接し方＆困ったときの対応方法とは？」
「高齢者・認知症の人に言ってはいけない言葉とは？ 介護でNGな声掛け・ダメな接し方」

[チャーム・POINT]
「認知症の人への声かけのコツは？ 言ってはいけない言葉や接し方のポイントも解説！」

[みんなの介護]
「認知症の方が不安を感じやすい場面とは？ 肯定的な声かけの具体例」

いいえ、家族だけではありません。
地域全体で認知症の人を支えます

認知症はかかった本人だけでなく、家族など身近な人も深く悩ませる病気です。愛する家族が別の人になったかのように振る舞うことへの悲しみ、それに伴う恐怖、経済的な不安など、家族の悩みは尽きません。特に病気がある程度進行すると、介護の技術や設備を持たない一般の人には対処が難しい局面が増え、途方に暮れるようなこともあるでしょう。

でも、そういう病気だからこそ、「認知症基本法」が制定される前から、認知症は「家族

「地域包括ケアシステム」のイメージ

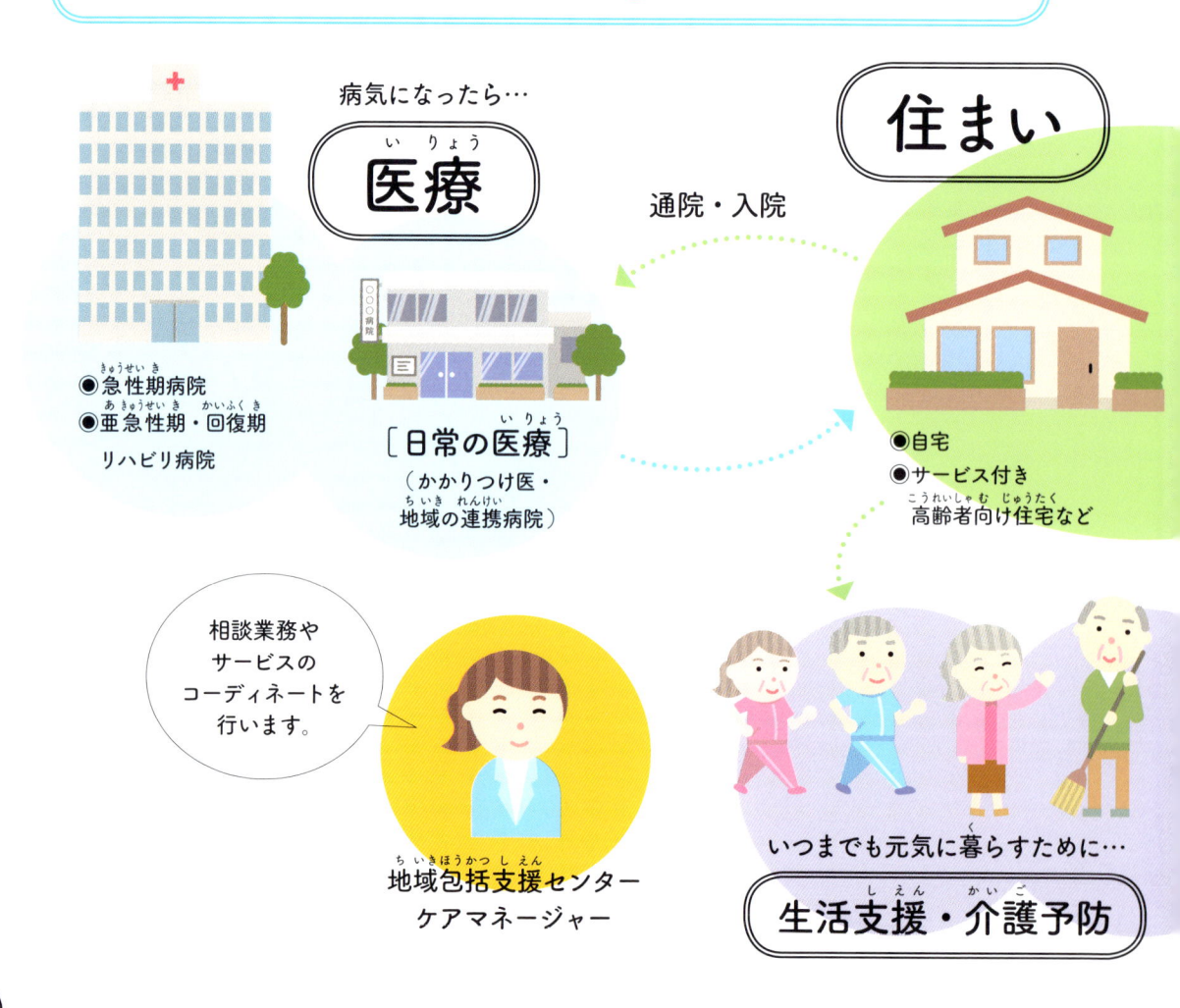

病気になったら…

医療

通院・入院

住まい

●急性期病院
●亜急性期・回復期
リハビリ病院

［日常の医療］
（かかりつけ医・
地域の連携病院）

●自宅
●サービス付き
高齢者向け住宅など

相談業務や
サービスの
コーディネートを
行います。

地域包括支援センター
ケアマネージャー

いつまでも元気に暮らすために…

生活支援・介護予防

だけで解決するものではなく、地域全体で支えるもの」とされており、日本の各地域でこの考えに則った、医療と介護のチームワークによる福祉のシステムが活発に動いています。地域の認知症患者と家族を支えるこのシステムを「地域包括ケアシステム」といいます。

地域包括ケアシステムは、厚生労働省（厚労省）によると「団塊の世代が75歳以上となる2025年を目途に、重度な要介護状態となっても住み慣れた地域で自分らしい暮らしを人生の最後まで続けることができるよう、住まい・医療・介護・予防・生活支援が一体的に提供される」ことを目的に構築されるもので、その地域にある医療や介護の拠点（活動の足場となる場所）を活用し、認知症になった人を地域ぐるみで支えます。

家族が認知症になっても、あわてたり絶望したりすることなく、まずこのシステムのことを思い出し、市区町村の役所・役場に問い合わせてみてください。その地域にどのような地域包括ケアシステムがあり、どのような働きをしているのかがわかるはずです。

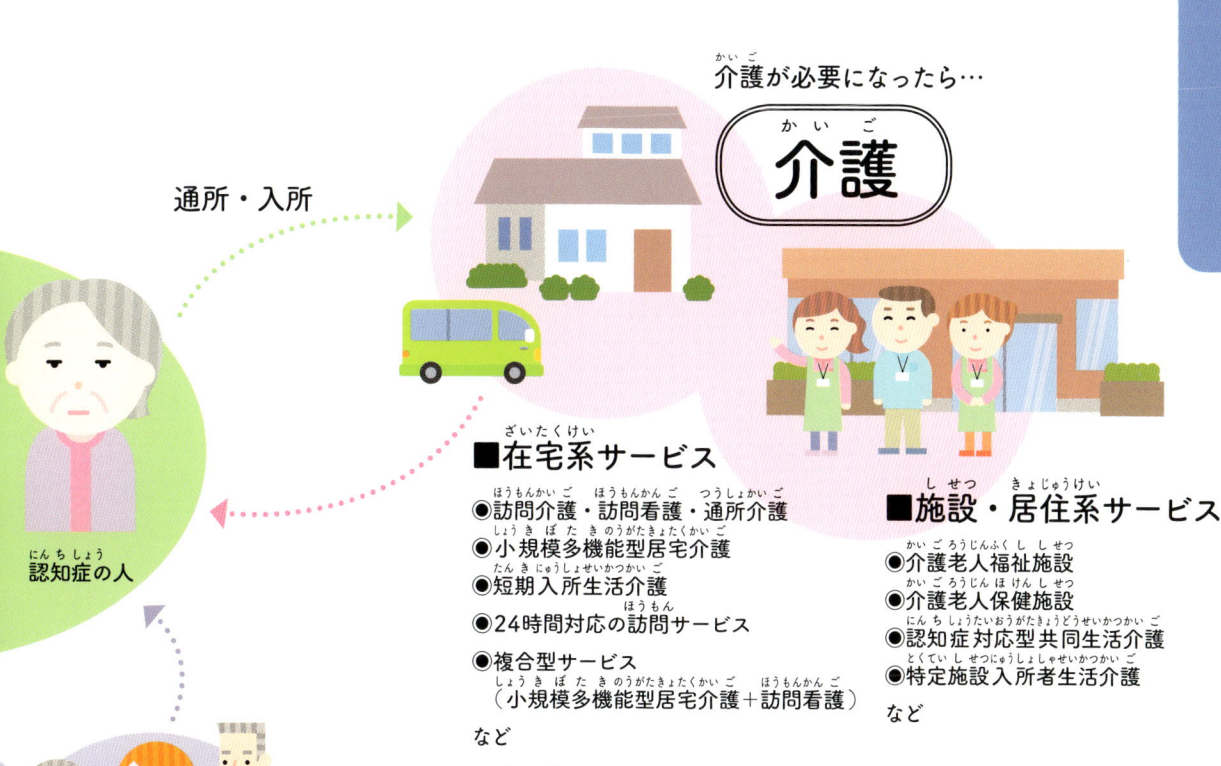

介護が必要になったら…

介護

通所・入所

認知症の人

老人クラブ・
自治会・ボランティア・
NPOなど

■在宅系サービス
●訪問介護・訪問看護・通所介護
●小規模多機能型居宅介護
●短期入所生活介護
●24時間対応の訪問サービス
●複合型サービス
　（小規模多機能型居宅介護＋訪問看護）
など

■施設・居住系サービス
●介護老人福祉施設
●介護老人保健施設
●認知症対応型共同生活介護
●特定施設入所者生活介護
など

■介護予防サービス

地域包括ケアシステムは、おおむね30分以内に必要なサービスが提供される日常生活圏域（具体的には中学校区）を単位として想定しています。
なお、左の図は地域包括ケアシステムの一例をイメージ化したものです。細部は市区町村によって異なります。

厚生労働省資料を参考に作成

地域包括ケアシステムとともに頭に入れておきたい基本的な知識が「認知症ケアパス」です。

これは、厚労省によると「認知症発症予防から人生の最終段階まで、認知症の容態に応じ、相談先や、いつ、どこで、どのような医療・介護サービスを受ければいいのか、これらの流れをあらかじめ標準的に示したもの」で、地域包括ケアシステムに示されている医療施設や介護施設などが、認知症が疑われてからどのような順番で関わっていくかを示しています。

認知症ケアパスのイメージ（一例）

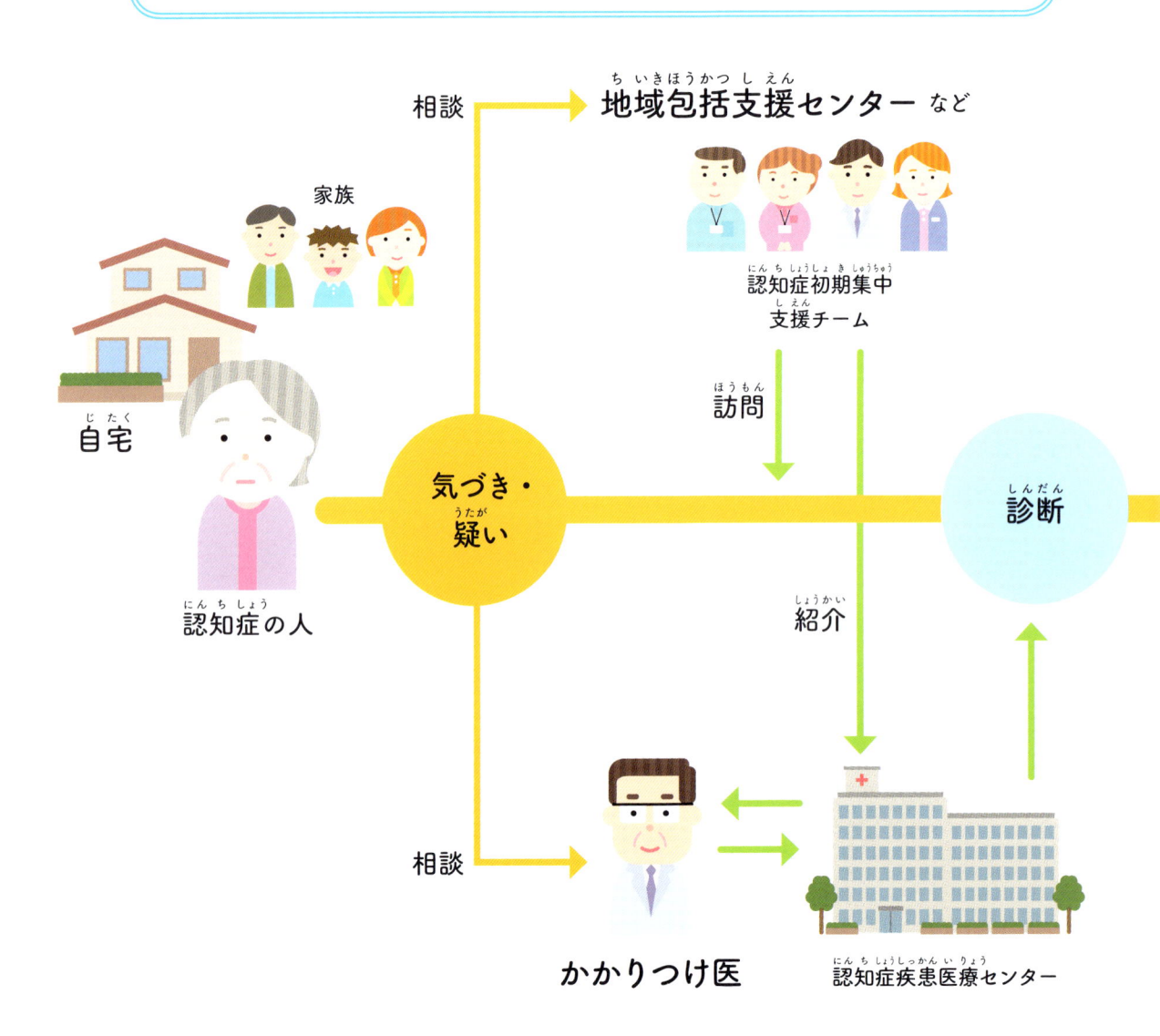

認知症ケアパスは、地域にどのような医療や介護の拠点があるのかを踏まえて、市区町村が作成します。地域包括ケアシステム同様、市区町村の役所・役場に問い合わせれば具体的な資料が入手可能です。資料の形態は冊子やポスターなど、地域によって異なります。

認知症ケアパスは、家族に「認知症かな？」と思われる症状が出たとき、家族が現実的にどう行動すればよいのかを示してくれる指針といえます。地域包括ケアシステムと認知症ケアパスの全体像を把握しておくことで、認知症への素早い対処が可能になります。

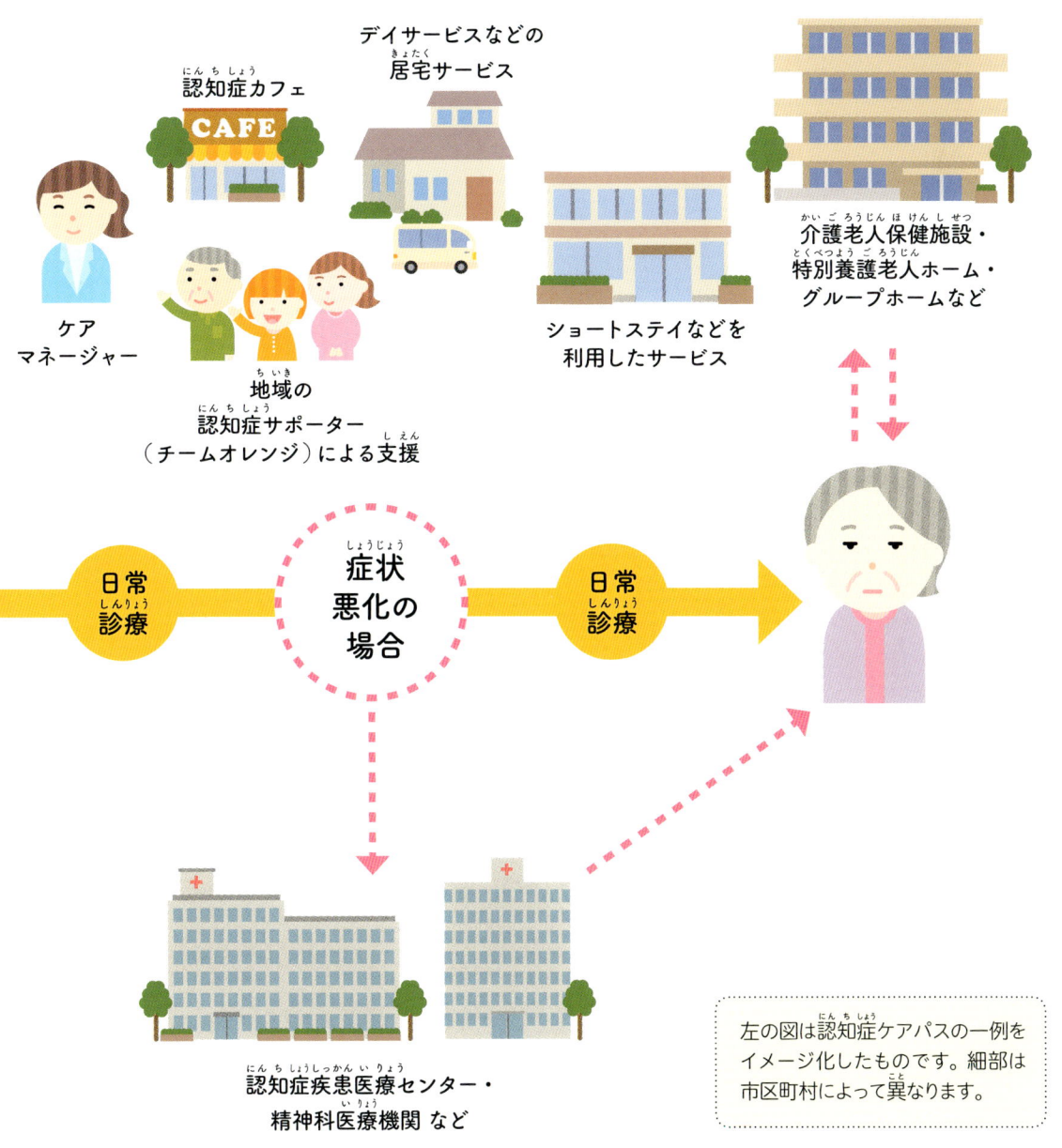

認知症カフェ

CAFE

デイサービスなどの
居宅サービス

介護老人保健施設・
特別養護老人ホーム・
グループホームなど

ケア
マネージャー

地域の
認知症サポーター
（チームオレンジ）による支援

ショートステイなどを
利用したサービス

日常
診療

症状
悪化の
場合

日常
診療

認知症疾患医療センター・
精神科医療機関 など

左の図は認知症ケアパスの一例を
イメージ化したものです。細部は
市区町村によって異なります。

厚生労働省資料を参考に作成

かかりつけ医や地域包括支援センターなど
頼れる相談先がたくさんあります

家族に認知症と思われる症状が出たとき、まず相談する先は病院または公的な窓口です。最も一般的なのは、108ページに掲載した「認知症ケアパス」のイメージ図にもある「かかりつけ医」と「地域包括支援センター」です。

40ページで解説したように、かかりつけ医がいればその病院に相談するのが早道です。かかりつけ医がいない場合は、精神科、心療内科、脳神経内科・外科、老年科のある病院、もの忘れ外来、または各都道府県にある「認知症疾患医療センター」などが認知症の診断や治療に適しています。

一方、市区町村にある地域包括支援センターは、保健師、社会福祉士、主任ケアマネージャー（主任介護支援専門員）などが配置された、住民の健康や生活の安定のための支援を行う地域密着の相談窓口です。相談可能な内容は、認知症を含む病気、介護、経済的な問題、虐待など、多岐にわたります。

地域包括支援センターでは、認知症に関する情報や、介護が必要になったときに訪ねるべき事業所や施設を教えてもらえます。市区町村の役所・役場にある高齢者福祉課（名前は異なることもあります）でもさまざまな情報を得ることができます。

また、「全国若年性認知症支援センター」が開設している「若年性認知症コールセンター」では、若年性認知症の電話相談を受け付けています。

なお若年性認知症に限らず、電話相談は「病院や窓口に足を運ぶ前に、誰かに悩みを打ち明けて気持ちを整理したい」という思いがあるときにも有効な手段です。「認知症の人と家族の会」が運営する認知症の電話相談がよく利用されています。

病院は診断と治療、地域包括支援センターは介護や医療の情報提供とコーディネート、電話相談は悩み相談や情報提供と、それぞれ役割が異なりますが、いずれも「今どういう状況か」を伝えれば「次になにをすればよいか」の答えやヒントが得られるという点で共通しています。

認知症は少しでも早く適切な治療を開始することがなによりも重要です。家族だけで悩むことはせず、できるだけ早く専門家の手を借りて次のステップに進みましょう。

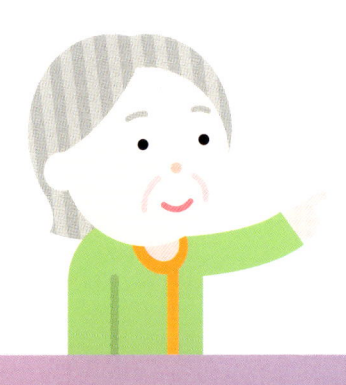

［地域包括支援センター］

地域包括支援センターは全国の自治体に設けられています。厚生労働省のWebページ「福祉・介護 地域包括ケアシステム」内の「地域包括支援センターについて」から各都道府県の地域包括支援センター関連Webページにリンクが張られています（2024年11月現在）。

厚生労働省「福祉・介護 地域包括ケアシステム」

https://www.mhlw.go.jp/stf/seisakunitsuite/bunya/hukushi_kaigo/kaigo_koureisha/chiiki-houkatsu/index.html

［若年性認知症コールセンター］

全国若年性認知症支援センターが運営するコールセンターです。

0800-100-2707

月〜土曜日10：00 〜 15：00（水曜日のみ10：00 〜 19：00）

下記のWebページからのメール相談も可能です。

https://y-ninchisyotel.net/

［認知症の人と家族の会］

公益社団法人認知症の人と家族の会ではフリーダイヤルによる電話相談を受け付けています。認知症の知識や介護の仕方から認知症に関わる悩み事まで、なんでも相談できます。

本部フリーダイヤル

0120-294-456

（携帯電話・スマートフォンからは050-5358-6578）

平日10：00 〜 15：00

公益社団法人認知症の人と家族の会Webページ

https://www.alzheimer.or.jp/

厚生労働省のWebページ「福祉・介護 認知症施策」から、生活の中でなんとなく違和感を覚えている人や家族に向けた冊子『もしも』、認知症の診断を受けた本人が次の一歩を踏み出すことを後押しするガイドブック『本人にとってのよりよい暮らしガイド』、若年性認知症と診断された本人と家族が知っておきたいことをまとめた『若年性認知症ハンドブック』などをダウンロードできます（2024年11月現在）。

厚生労働省「福祉・介護 認知症施策」

https://www.mhlw.go.jp/stf/seisakunitsuite/bunya/hukushi_kaigo/kaigo_koureisha/ninchi/index.html

このほか、認知症になった本人や家族、認知症の専門家などが気軽に集まれる「認知症カフェ」も各地にあります。厚生労働省Webページの検索窓に「認知症カフェ」と入力して検索すると、認知症カフェの情報を得ることができます。

高齢者の交通事故について
みなさんに考えてもらいたいこと

　自動車による悲惨な交通事故のニュースを目にすることが多くなっています。まわりに人がいたり物があったりするのに急発進する、高速道路を逆走する、歩道を車道のように減速せずに走るなど、常識では考えられない運転をするドライバーが一定数いるようです。そして報道を見るかぎり、そうしたドライバーには高齢者が多いという印象を受けます。

　だからといって結論を急ぎ、「事故を起こしたドライバーは認知症にかかった高齢者だ」と決めつけるのは避けなければなりません。どんな事故にも発生した理由がありますが、それは結果から直感的にさかのぼればすぐに判明するような、簡単なものばかりではないのです。

　ただ、日本人の平均寿命が延び、そこに少子化という問題も合わさったことで、日本が急激に高齢化したことは事実です。ですからドライバーも全体として高齢化していることは間違いなく、年を取って運転技術が自然に落ちている人も多いはずです。そして、すでに高齢者の約8人に1人は認知症と考えられている現在、事故を起こした高齢ドライバーの中に一定数の認知症患者がいることは確実と考えられます。

　周囲の状況を読み取る能力が余計に衰え、道具を扱う腕前が余計に落ちている認知症の人が自動車を運転すれば、認知症ではない人が運転する場合よりも、事故を起こす確率は高くなります。「ブレーキとアクセルを踏み間違えた」といったミスは認知症ではない人も起こしますが、もし認知症にかかっていれば、より多く起こしてしまうかもしれません。

　では、どうすれば高齢者や、認知症にかかっているかもしれない高齢者が交通事故を起こさないようにすることができるでしょうか。中にはテレビやインターネットで「一定の年齢に達したら運転免許を返納（運転してよいという許可を取り消すこと）すべきだ」ときびしく言う人もいます。確かに、免許の返納によって自動車を運転できないようにすれば、無免許運転をしないかぎり、自動車による事故は起こしようがなくなります。でも、本当にそれでよいのでしょうか。

　「認知症基本法」の理念に則って、認知症の人と認知症ではない人が共生する社会をつくるためには、52ページで解説した「パーソン・センタード・ケア」に加えて、「ノーマライゼーション」も考えに入れることが大切です。ノーマライゼーションは「標準化」「平常化」といった意味の言葉で、ここでは「障害を持つ人や重い病気にかかっている人、あるいは高齢者など、弱い立場にある人が特別視されたり区別されたりすることのない社会にしよう」

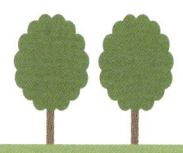

という考え方のことをいいます。この考え方は1950年代に北欧で誕生して世界に広まり、現代の社会福祉の基本理念になっています。

このノーマライゼーションを考えに入れて交通事故の問題を見直すと、強制的な免許返納は、それだけでは不十分であることに気づきます。たとえば、都市部に住んでいる人には想像しにくいことかもしれませんが、地方には自動車がなければ生活がまったく成り立たない町や村がたくさんあります。そして高齢化と少子化が進んだ今、そうした地域に住んでいる人は多くが高齢者です。

だったらバスやタクシーを使えばよいのでは、と思うかもしれません。でも人口の少ない地域では公共交通機関がどんどん減っています。ですから免許の返納を制度化するのであれば、高齢者が自動車を手放しても自由な移動に困らないよう、自動車に代わる新しい移動手段を考えることが欠かせません。「高齢者は事故を起こしやすいし、認知症にかかっていたらもっと起こしやすくなるので、自動車を運転するな」だけでは、弱い立場の人に「あなたは特殊な立場になったのだから我慢しなさい。多少の自由はあきらめなさい」と言っていることになるので、ノーマライゼーションの理念に反し、社会福祉は後退してしまいます。

では、どうするのがよいのでしょうか。実をいうと、まだ大人たちは（この本を作ったメンバーも含めて）よいアイデアをまとめられていません。公共交通機関を充実させたり、小さ

な車やミニ列車のような自動運転の乗り物を作ったりするのがよいのでしょうか。でも人口が減って経済の規模が小さくなっている地域に、そうするための経済的な力は今のところなさそうです。

移動スーパーや出張役場、出張病院のように、サービスをする側が高齢者のところに来るようにするのはどうでしょうか。一定の効果はあるはずです。ただ、高齢者があまりに受け身になってしまい、出かけるなど自ら行動を起こす機会が減ると、高齢者の健康が損なわれる可能性もあります。「したいことを、したいときに、好きな方法でする自由」は、高齢者に限らず、人が生きていく上で最も重要なものであることを忘れないようにしたいところです。

ほかにもいろいろ考えられはしますが、視野を広くして総合的に見ていかなければならない問題のため、「これだ！」という解決策はまだありません。

でも若いみなさんなら、もっとよいアイデアを出せるはずです。特に、みなさんが幼い頃から慣れ親しんでいるIT（情報技術）など先端のテクノロジーを活用すれば、なにかが大きく変わり、解決の糸口がつかめるかもしれません。

高齢者と、認知症にかかっているかもしれない高齢者の交通事故という大きな問題を、これからも大人は一生懸命考えていきます。この本を読んだみなさんもぜひ一緒に考えてください。そして、大人がびっくりするような素晴らしい解決策を見つけてください。若いみなさんならきっと、それができるはずです。

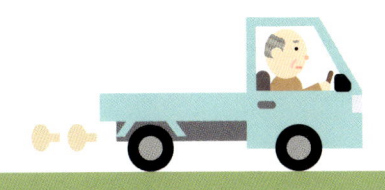

参考資料

［書籍］

日本神経学会・「認知症疾患診療ガイドライン」作成委員会
『認知症疾患診療ガイドライン2017』（医学書院）

『介護職員初任者研修テキスト 第3分冊 老化・認知症・
障害の理解』（公益財団法人介護労働安定センター）

公益社団法人認知症の人と家族の会『認知症介護の悩み
引き出し52「家族の会」の"つどい"は知恵の宝庫』
（クリエイツかもがわ）

渡辺哲弘『認知症の人は何を考えているのか？
大切な人の「ほんとうの気持ち」がわかる本』（講談社）

筧 裕介・樋口直美・認知症未来共創ハブほか
『認知症世界の歩き方』（ライツ社）

［新聞］

週刊医学界新聞（医学書院）

［webページ］

朝日生命
ALSOKの介護
厚生労働省 認知症施策
社会福祉法人仁至会 認知症介護
　研究・研修大府センター
政府広報オンライン
相談e-65
丹沢病院
チャーム・POINT
日本神経心理学会

認知症介護情報ネットワーク
沼田クリニック
ハートページナビ
みんなの介護

取材協力

公益社団法人認知症の人と家族の会

共生社会を考えよう

10代から知っておきたい
認知症の世界

2025年3月14日　初版第1刷発行

監修　　宮﨑雄生

編集協力　石川光則（株式会社ヒトリシャ）／松井健太郎

ブックデザイン・イラスト　河合千明

編集担当　熊谷 満

発行者　木内洋育

発行所　株式会社旬報社
　　　　〒162-0041
　　　　東京都新宿区早稲田鶴巻町544　中川ビル4F
　　　　TEL 03-5579-8973　FAX 03-5579-8975
　　　　HP https://www.junposha.com/

印刷製本　中央精版印刷株式会社

監修者紹介

宮﨑雄生（みやざき・ゆうせい）

医師・医学博士。国立病院機構北海道
医療センター脳神経内科医長、臨床研
究部副部長。1998年北海道大学医学
部卒、2007年北海道大学大学院博士
課程卒。2007年国立精神・神経医療
研究センター免疫研究部、2010年マ
ギル大学（カナダ）、2012年より現職。
日本神経学会専門医・指導医。認知症
専門医・指導医。総合内科専門医。